福田真也
Shinya Fukuda

働く人のこころのケア・ガイドブック

会社を休むときのQ&A

Ψ
金剛出版

はじめに

　私は駅前のメンタルクリニックで外来診療をしているごく平凡な精神科医です。仕事帰りに受診する人が多く、うつ病で休んで復職を目指す人へのリハビリテーション・プログラムである〝リワーク〟の担当医でもあります。また大学でも精神科産業医、学生相談室の相談員としてメンタルヘルスの相談にのっています。

　そこで気になるのは、最新の検査や治療、サプリメントなど健康についてのトピックスは、皆さんとても詳しいのですが、うつ病などのよくあるメンタルヘルスの問題に悩んだ時、どのような場合に休まなければいけないのか、日常生活はどう過ごせばいいのか、休復職の手続き、健康保険や傷病手当金、年金や雇用保険といった社会保障制度など、基本的で重要なことは意外と知らないことです。そのため病気で休んだ時に適切な支援を受けられずに困っている人がとても多いのです。私はそのような人たちに対して、クリニックの診療やリワーク、職場で産業医として説明する際に役立つ病気や制度のメモを渡しています。今回は、それらをまとめて一冊の本にしてみました。

もとより一つひとつの項目はすでに多くの書籍があり、特に目新しい知見や反復経頭蓋磁気刺激法など最新の治療法は載っていません。その代わり「平凡に徹することは非凡につながる」という方針の下、うつ病を中心にこころの病気や問題、会社の健康管理、休職した時の社会保障制度などを幅広く扱っています。働いている人が対象ですが、医療機関や企業で働く看護師・保健師、作業療法士、ソーシャルワーカー、カウンセラーなどコ・メディカルスタッフ、あるいはフレッシュマンの精神科医、精神科で実習中の研修医にも役立つ内容になっています。

本書は事業所で働くいわゆるサラリーマン向けに書いたため、その疑問に答えるQ＆A方式にしました。第1章では会社を休まないためのストレスの基礎知識と対処法である認知行動療法、第2章では休職制度と復職支援プログラムであるリワーク、第3章ではうつ病など休職に至るこころの病気、第4章では精神科医と外来診療、事業所内の産業医や健康管理についてまとめました。「うつ病かも」と思った時、仕事を休むかどうか悩んだ時、お金が心配になった時、復職する時などに、該当する項目を読めば良いよう、各Q＆Aは関連性を持たせつつも独立して書かれています。またご自身だけでなく家族、同僚、部下が休まれる時にも役立つ内容を加え、肩の力が抜けるコラムも入れて読みやすくしました。

社会保障制度については厚生労働省や自治体など公的機関のホームページ、社会保険労務士の書籍などで調べて誤りのないよう努めましたが、平凡な町医者なので記載漏れや誤解があるかもしれないことはお詫びしておきます。

なお事業所には株式会社などの民間企業、役所や独立行政法人などの公的機関がありますが書名に合わせて本文ではすべて〝会社〟と表記しています。

働くこと、それを長く続けることは生活や人生にとって大きな意義があります。すべての働く人たちのためにこの本が役立てば幸いです。

二〇一九年十月

福田真也

目次

第1章

会社を休まないために

ストレスと認知行動療法

会社を休んでしまう大きな要因である
働く上でのストレスについてまとめ、
次にその対処法として役に立つ
認知行動療法について説明します。

① ストレスとは何だ？

Q

〝ストレス〟と当たり前のように使っていますが、お医者さんはどう考えているのですか？

A

こころや身体に対しての外部からの刺激を**ストレッサー**と言い、ストレッサーによって起こる、こころや身体に生じた反応を**ストレス反応**と言います。どのようなストレス反応を起こすかは、その人の年齢、性別、社会的背景、体質、性格や考え方＝**認知**などによって一人ひとり違います。この考え方は次の認知行動療法にもつながります。

ストレッサー
⬇
その人の性格や考え方・認知
⬇
ストレス反応

Q

ストレッサーはできるだけ避けたほうがいいということですか？

A

何不自由なく変化のない生活でさえ「退屈でストレスだ！」と感じる人もいて、まったくストレスのない生活などありえません。それに適度なストレスは人生のスパイスです。子どもの頃に親や先生から「勉強しろ！」と言われるのはストレスではなかったですか？　でもそう言われて勉強したからこそ社会人になれたわけで、ストレスをうまく乗り越えることで人間は成長します。要はストレスをうまく活かして付き合うことです。

Q

職場でのストレッサーにはどんなものがありますか？

A

満員電車、安い給料など待遇、仕事上でのミスなどもストレスになります。世間で言われる〝ストレス〟は、異動や配置転換など職場環境の変化、過重労働やシフト勤務など業務上の負荷を指すことが多いようです。一番重要なのは上司や同僚、顧客との**人間関係**です。特に上司によるパワーハラスメント（パワハラ）はきわめて強いストレッサーになりますし、そこまでいかなくても上司のペースを部下に強いたり、反対に部下のミスをカバーすることは上司には強いストレッサーになります。とはいえ何をどれくらいストレッサーと感じるかはその人の〝認知〟によって大きく変わり、個人差がとても大きいです。

Q ストレッサーの強さを測ることはできますか?

A

生活上の出来事尺度を数値にする研究をアメリカのHolmsが一九六〇年代に行い、どのようなライフイベントがどれくらいストレスに感じるか、結婚=五〇点を基準として調査しました。時代や国など社会的な背景によって変わるため、日本では夏目誠先生らが日本の勤労者一、六三〇人に対しての調査を一九九〇~二〇〇〇年代に関西で行いました。その結果をいくつかピックアップして表❶に示します。

配偶者の死が一番つらくて八三点と最高点、倒産や離婚、病気・怪我も大きな値です。全体的に男性より女性のほうがやや高い点数ですが、これは女性のほうがストレスを感じるセンサーが敏感なため、あるいは男性が意地を張って軽めに答える傾向があるからかもしれません。このように数値化すると、なかなか気づきにくいストレス要因を目で見ることができます。

表❶　勤労者のストレス点数のランキング

出来事／ストレス点数	平均	男性	女性	
配偶者の死	83	83	82	大
会社の倒産	74	74	74	↑
離婚	72	72	72	
自分の病気や怪我	62	61	67	
多忙による心身の過労	62	61	67	
300万円以上の借金	61	60	65	
仕事上のミス	61	60	65	
転職	61	61	61	ストレス
単身赴任	60	60	60	
友人の死	59	58	63	
収入の減少	58	58	57	
人事異動	58	58	58	
同僚との人間関係	53	52	57	
上司とのトラブル	51	51	50	
抜擢に伴う配置転換	51	51	52	↓
息子や娘の独立	50	50	50	
結婚	50	50	50	小

出典：夏目誠（2008）出来事のストレス評価．精神神経誌 110-3；182-188．より

16

Q **結婚のように良いこともストレスになるんですか？**

A 人はホメオスタシス（生体恒常性）と言って、環境が変化しても身体の状態を一定に保つ機能を持っています。うつ病になるとこのホメオスタシスも影響を受けるため変化に弱くなります。そのため〝昇進、就職、結婚、マイホーム購入、子どもの誕生〟などの良い変化もストレスになります。たとえ快適な温泉宿であっても転地療養は、普段とは別の生活の場に移ることになり、ストレスに弱くなった人にはきつく感じることが多いので慎重にしたほうがいいです。

Q **ストレス反応について詳しく教えてください。大きなストレッサーを受け続けると、どのような病気になりますか？**

A ストレス反応は、身体、こころ、行動の三つに分けられます。

身体：主な症状は不眠や胸痛、腹痛、食欲不振、嘔吐、吐気、めまいなど。病気としては胃潰瘍、突発性難聴、過敏性大腸炎、筋緊張性頭痛などの心身症があります。精密検査でたいした異常がないのに多彩な身体症状が繰り返し出現する場合はしばしば〝自律神経失調症〟という病名がつけられます。

こころ：主な症状は不安や気持ちの落ち込み、イライラ、集中力低下、細かいことが気になるなど。病気としてはうつ病、パニック発作やアゴラフォビア（※狭いところや動けないところなど特定の状況になると強い不安を覚える病気。200ページ参照）、社交不安などの不安障害、強迫性障害などです。なおストレスとの関連がはっきりしていてストレッサーがなくなり六カ月以内に症状が治まると〝適応障害〟とされます。

行動：主な症状は飲酒量が増える、煙草が増える、ギャンブル、ネットやゲームにハマる、他人と関わるのを避けてひきこもる、家族や他人に当たり散らす、暴力に及ぶなど。病気としてはアルコール依存症などの嗜癖の問題、社会的ひきこもりなどがあります。

同じストレッサーを受けても病気にまでなってしまうか、またどのような病気になるのかは**その人の〝認知〟により一人ひとり異なります。**まとめると以下になります。

Q ストレスが身体の症状に出るという心身症について説明してください

- 社会人では、職場での対人ストレスや職場環境が大きく影響する。
- 特に上司の態度は心身の不調のきわめて大きな要因となる。
- うつ病やパニック障害などこころの病気になる人より、身体症状が出る人のほうが多い。
- 身体症状はその人の弱いところに出る。消化器が弱い人は胃痛や腹痛・下痢など、緊張が高い人は頭痛や肩こり、耳が弱いとめまい・耳鳴・難聴など、皮膚が弱いとアトピーや脱毛など。
- 女性はホルモンの増減による生理不順などの問題が出やすい。
- 身体症状があるため内科、耳鼻科、婦人科、皮膚科などに受診するが、多くの場合、検査で異常は見出せない。
- 行動の問題は深刻だが医療にはつながりにくい。特に依存症は本人に限らず、家族、会社など周囲の人も病気と気づかずに対応が遅れがち。

A

心身症の定義は次のとおりです。

> 心身症とは身体疾患の中で、その発症や経過に心理社会的な因子が密接に関与し、器質的ないし機能的障害がみとめられる病態をいう。ただし神経症やうつ病など他の精神障害にともなう身体症状は除外する（日本心身医学会、一九九一）。

つい私は「心理社会的な因子が関与してない病気はない」とか「〝がん〟だって心理社会的要因が発症に関与しているじゃない！」とツッコミを入れたくなりますが、ここでは〝密接〟というのがミソです。

一般的に以下のような病気を言います。

- 呼吸が激しくなり、二酸化炭素を排出しすぎてしまうため、電解質バランスが乱れて手足のしびれや失神することもある過呼吸症候群
- 腹痛や胃酸の逆流で食欲も落ちる胃・十二指腸潰瘍
- 下痢と便秘を繰り返す過敏性腸症候群（過敏性大腸炎）
- 頭がじんわりと痛い筋収縮性頭痛

・十円ハゲとも言われる円形脱毛症
・トイレがやたらと近くなる心因性膀胱
・めまいに悩むメニエール病

身体的な治療と並行して心理面の治療やケアが重要とされ、これにも私は「心理面のケアが重要でない病気なんてない！」とツッコミを入れたくなりますが、要は相対的に心理面のケアの比重が高い病気と理解していいでしょう。

Q ストレスが続くとうつ病になるのですか？

A

特にストレスがなくても発症するうつ病（特に躁うつ病は遺伝的背景が強い）もあります。しかしストレス状況が続くと疲弊して、気分の落ち込み、趣味も楽しめない、寝つきが悪い、夜中に目が覚める、朝早く目が覚めてしまう、焦ってイライラしやすい、疲れやすく集中力が低下する、決断ができなくなる、といった抑うつ症状が出やすくなります。**ストレスがなくなって速やかに回復する場合は適応障害となりますが、ストレスから開放されてもこのような症状が続く場合はうつ病**ということになります。ストレスはうつ病の発症要因の一つとされています。
一方、社交不安障害やアゴラフォビアのように、他人から注目されるといった特定のストレス状況で症状が出る病気もあります。また命にも関わるような大災害や大事故、犯罪などの過酷なストレスに巻き込まれた時は、急性ストレス障害や心的外傷後ストレス障害（PTSD）など、きわめて深刻な別のこころの病気になります。

Q
ストレスでネット・ゲームやスマホ依存になることはありますか？

A
ストレスだけではネット・ゲーム依存は説明できないと思いますが、ネットやゲームをやりすぎて生活に支障をきたすことはストレッサーにもなるので、「ストレス反応⇕ストレッサー」の無限ループに陥って抜け出せなくなり、依存症に陥るとも考えられます。
〝ながらスマホ〟で駅のホームから転落して亡くなる事故を聞くたびに「これは依存症で、ホームドアなど社会的な対応に加え、精神医学的な治療を考えたほうがいいだろう」と感じるのですが、どう対応すればいいのか私自身いまだに悩んでいます。ネットやスマホは生活の必須アイテムになっているので、アルコールやギャンブル依存のように「完全に止める！」ことを目標にできない難しさもあります。

コラム

ガラケー三兄弟！

私は偏屈なせいもあって、今でもガラケーを使っています。兄弟も皆ガラケーなので、〝ガラケー三兄弟〟と自虐しています。ネット社会で上手に生活するためには「ネットにつながらない時間と環境をいかに確保するかだ」と開き直っている私にとって、ガラケーはネットにつなげにくく、移動している時はネットから離れられるので、とてもありがたいアイテムです。

Q 個人の性格や考え方は、ストレスとどんな関係がありますか？

A

〝**認知**〟がその代表で、それに働きかけるのが第1章②で説明する認知行動療法です。

また心身症になりやすい性格として、不満や不安などの感情を意識する代わりに身体で表現してしまうアレキシサイミア（alexithymia）という概念が提唱されています。とはいえ、こころは情緒的でありつつ身体の調子も悪くなる人もごく普通にいますし、どんな人でも長い間強いストレスにさらされると問題は起こるので、性格要因をあまり強く意識しなくてもいいと思います。ただストレスに弱い人に共通する、ある種の弱さを感じることはあります。それは完璧を目指しすぎる、融通が利かない、こだわりの強さなどで、要はストレッサーをそらしたり適当に逃げるのが苦手で真面目すぎる性格傾向です。

コラム
何人おばさんがいるの？

会社の宴会や休日の行事が苦手な由紀夫さんは、世話になった伯母さんが急に病気になったとでっちあげて、その見舞いや介護を理由に宴会を断っていました。そのうち、母方の叔母、父方の叔父とどんどん病気の親戚を増やして、しまいには病気の叔父さんや伯母さんが一〇人もいることになってしまい「いったい、お前には何人病気の親戚がいるんだ!?」と上司に怪しまれてしまいましたとさ……。なお母親や父親を病気にすると確実に休めますが、見舞い金や忌引について総務から確認されてバレてしまう可能性があるので、両親を病気にして休むのは避けたほうが賢明でしょう……。

Q

ストレスに対処する専門的な技法を教えてください

A

ストレスに対処する方法や行動をストレスコーピングといいます。リラクゼーション、アロマセラピー、呼吸法、音楽療法などがあり、心療内科や心身医学では自律訓練法という技法を重視しています。

カウンセラーや精神科医に不安や怒りを聴いてもらいカタルシスを得たり、専門的な技法を背景にしたグループセラピーに参加してストレス対処法を学んでいく技法もあります。第2章で述べるリワークもそのような効果があります。

第1章②ではストレスに対して自分自身の認知を変えていくやり方である認知行動

療法を説明します。

Q

〝認知〟を変えればどんなストレスにも対処できますか？

A

ストレッサーが上司のパワハラやイジメだとしたら、何よりもそれをなくすことが重要です。一番簡単なのはストレッサーそのものをなくしてしまうこと、ひどい上司だったら異動や転職するほうが早いです。とはいえ実際にはそれが難しいのですが……。

どんな理不尽な状況にも耐えられるよう自分自身の認知を変えるのは倫理的におかしいですし、大災害や大事故、犯罪などの過酷なストレスに巻き込まれるとＰＴＳＤになることは避けがたいですし、そうした時に認知を変えようと働きかけること自体が傷を深めてしまいます。

またこころや身体の病気を持つ人に対して、「それはあなたの考え方や認知が悪いから」と告げることは、場合によっては自分のすべてが否定されたように受け取られます。第１章②で述べる認知行動療法などのストレス対処法も完璧な技法ではなく、どんな理論や治療技法にもプラスとマイナスがあります。

Q 26 ストレスに対処できるよう、日常生活で心がけることを教えてください

A

重要なのは休むこと、**休む時間と空間、特に睡眠を確保することです**。そのためにも残業をしすぎない過重労働対策が重要です。業務から離れて自分の自由に過ごす、ゆっくり過ごして眠ることがストレス解消に一番役立ちます。仕事は放っておくとどんどん増えて、休む時間、寝る時間を侵食していくので、あらかじめ休みを強引にでも設定しておくことが大切です。

開業医であった私の父は、年に二回はサハラ砂漠やアラスカなど日本からは容易に連絡を取れない海外旅行へ行っていました。まだ携帯電話もない時代で、開業医としての日常から隔絶した休暇を取っていました。そうでもしないと開業医は休めないので、このように休みを取ることで四〇年以上、開業医として人生を全うできたのだろうと思っています。

とはいえ真面目な人の中には休日のハイキングがストレス解消法だったのに、ハイキングクラブの会長を引き受け、クラブ内のいざこざの仲裁を頼まれてそれがストレスになってしまった方もいます。せっかくの休みに新たなストレッサーを作らないことも大切です。

Q 専門家に学ばなくても日常的にできるストレス対処法はありますか？

A

仕事と関係ない趣味を持ったり、音楽を聞いたり、クラブで踊ったり、コミケに行ったり、温泉に行ったり、あるいは友人にグチったりするなど、私たちは何からのストレス対処法を実践して世知辛い世の中を生きています。私自身のストレス対処法を紹介します。

仕事でつらいことがあった日は、家に帰って（子どもが小さい時は）息子の頭を撫でて癒やされていました。嫌なことがあった日はかえって子どもの機嫌が良くなって私も和める二重の効果がありました。

また怒るとすぐ胃潰瘍になって胃痛に悩む体質なので、いつもサイフに胃潰瘍の薬を入れて、腹が立った時はすぐに飲むようにしています。

休日は、学生の頃から登山をやっているので、沢登りや山スキーに行っていました。今は体力が落ちたので人と出合う可能性の少ない藪山や冬山で、誰も周囲にいないことを確かめて「王様の耳はロバの耳！」と絶叫して解消しています。

このような対処法は私にしか合わないと思いますが、ゴルフなどのお金と時間がかかる趣味や、洞窟探検など危険なことを無理に行う必要はありません。帰り道で野良ネコを撫でてもいいですし、職場と家の間にあなた独自の空間や時間＝サードプレイスを持つのもいいです。何かを壊すとスッキリする人は新聞紙をびりびりに引き裂いてもいいです。

お勧めはいつもの社会的地位や人柄からかけ離れた〝非社会的〟なストレス解消法です。知り合いの仏頂面の医師はピカチュウの着ぐるみに入って踊るのを楽しみにしています（やはり精神科医には変人が多いのかも……）。要は自分に合った身近で手軽にできるストレス対処法をいろいろと持っていること、例えば職場ではA、自宅ではBとか、怒った時はC、落ち込んだ時はDなど複数の対処法を持つとよりうまくいきます。また自分だけで抱え込まずにグチを聞いてくれる家族や親友を持つことも重要です。

もちろん犯罪や反社会的な行為で家族や他人に迷惑をかけたり、自分自身を傷つける行動、例えば酒を飲んで暴れる、破産するほどギャンブルにのめりこむ、覚せい剤などの違法薬物、リストカットなどの自傷行為が良くないことは言うまでもありません。

コラム　言行の不一致！

「仕事から離れて、自由にできる時間と空間を確保して過ごすことがストレス解消に役立ちます」という文章を書いたのは今年の元旦のことでした。ゲラの校正は夏休みに、前に出した本はゴールデンウィーク中に書いていたような気が……。つくづくワーカホリックな私ですが、まさしく「言行の不一致！」、人生の矛盾を感じています……。う〜ん、説得力がないですね〜。

Q

部下のちょっとしたミスに腹を立ててすぐに怒鳴ってしまい、パワハラだと部長から注意されました。もともと納得できないことがあると頭に血が上りやすい性格ですが、どうすればそんなに怒らないようにできますか？

A

ストレス反応である**怒り**をコントロールする技法にはアンガーマネジメントがあります。主にアメリカで発展してきた方法で映画にもしばしば出てきます。ポイントは「**六秒間待つのだぞ！**」です。具体的には以下のようにコントロールしてみてください。

●なにか腹が立つことが起きたら……

1. こころの中で「いーち、にー、さーん、しー……」と数え始める。
2. 六秒を数えながら肺の空気をすべて吐いた後、ゆっくりと吸い込み、その後は細く長くゆっくり吐く深呼吸をする。この動作で六秒かかる。
3. マウス、スマホ、ロッカーなど近くにある物の色、形、大きさ、文字などをじっくりと観察する。
4. 一旦その場を離れ、休憩室や洗面所でコップ一杯の水を飲む。

一回爆発してスイッチが入ってしまうと感情は容易にコントロールできなくなるので、そうならないように間を取るための技法です。爆発すると怒ったこと自体がストレッサーとなり、胃潰瘍など心身症にもかかりやすくなります。ちなみに私もこの傾向があり、怒りのコントロールには苦労しています。

② 認知行動療法——ちょっと視点を変えてみよう

ストレスへの対処法やストレスコーピング、うつ病の治療技法で、リワークでもよく用いられる認知行動療法（CBT：Cognitive Behavioral Therapy）を紹介します。

Q 認知行動療法にはどんな特徴や利点がありますか？ またどのように進めるのですか？

A 認知行動療法は技法が平易で学びやすく、また効果がわかりやすい特徴があります。ある程度練習すると自分自身でも行えるため、治療の場だけではなく会社や家庭などでもできます。問題の原因を究明することより、どのようにしたら良い結果になるかに重きを置くので、とても実用的です。

私が学んだアルバート・エリスのABC理論を基に説明すると、私たちは生活して働いているといろいろな出来事・事実［A］に遭遇します。その結果、泣いたり怒ったり悲しんだり喜んだり酒を呷《あお》ったりする結果［C］が生じます。でも実はその間に、その人の考え方の癖や物事の捉え方、すなわち認知［B］があります。

［A］状況やできごと
⬅
［B］認知（物事の捉え方）
⬅
［C］結果（気分・身体症状・行動）

現実である［A］を変えることはなかなか難しいのですが、［B］は私たち自身の中にある考え方なので変えることができます。要は、［A］に対しての［B］を変えて、［C］をサッドでなくハッピーにする技法です。

Q 認知行動療法の具体的な例を教えてください

A

次のような例があります。

◆田中さん

事実［A　：会社で重要なプレゼンのための準備がちょうど半分終わった］
⬅
認知［B1：まだ半分も残っている。間に合わないかも？　と考えてがっかりする］
⬅
結果［C1：不安になって、準備が捗らずプレゼンがうまくできなかった］

◆鈴木さん

事実［A　：会社で重要なプレゼンのための準備がちょうど半分終わった］
⬅
認知［B2：もう半分も終わったから、あとちょっとだ！　と前向きに受け取る］
⬅
結果［C2：張り切って取り組み、素晴らしいプレゼンができた］

事実［A］は田中さんも鈴木さんも同じですが、受け取り方＝［認知B］がネガティブな田中さんとポジティブな鈴木さんでは違うため、［結果C］のプレゼンの出来は、うまくできなかった田中さん、素晴らしくできた鈴木さんとまったく正反対になります。

そこで良い結果［C2］になるように、［B1］のネガティブな認知を［B2］のポジティブな認知に変えていく技法が認知行動療法です。

Q 認知行動療法の進め方と技法を教えてください

A 以下のような手順になります。

1. 認知の癖・歪みを自動思考とスキーマの二段階で捉える
   - 自動思考：普段、何かあった時に思わず頭に浮かんでしまう考えやイメージ
   - スキーマ：そのような自動思考になるもともと持っているこころの癖、物事の捉え方
2. 自動思考とスキーマを改善し実際の生活や職場で役立つよう認知を再構成する

3. 自己主張訓練（アサーション・トレーニング）など、実際の生活や仕事で役立つ技法を身につける

Q

自己主張訓練（アサーション・トレーニング）とはどのようなものですか？

A

アサーションとは攻撃的でも受動的でもなく、出しゃばりでも、言いなりになるのでもなく、適度に自分の意見を述べるスキルのことです。曖昧に伝えて暗黙の了解を求めることが多い日本の社会では、適切な言葉でうまく自己主張できることは大きな武器となります。

とはいえ、嫌な上司からの誘いを断ることは比較的容易にできるようになりますが、優しい上司やお世話になって好意を持っている先輩からの誘いやお願いを断ることは難しいので、仕事を抱え込みすぎないよう、上手に断るアサーションのスキルを身につけることはとても有効です。

コラム カウンセリングの本質

ぶっちゃけて言ってしまえば、カウンセリングや心理療法の本質は、要求を下げること、目標をあきらめること、適当にやっていいことを時間をかけて自分自身が納得していくことです。それをそばで静かに見守って、たまにちょっとしたヒントを与えるのが専門家の役目です。カウンセリングは仕事がバリバリできるようになったり、成功するためのノウハウを学ぶものではありません。それはカウンセリングでなく教育や訓練の役割で、それが有効ならカウンセリングよりそちらを優先したほうがいいでしょう。

Q 認知行動療法はうつ病のどんな時期にでも用いることができますか？

A **認知行動療法は万能ではありません。**あまりにも〝うつ〟症状が重くて状態が悪い時期は課題をこなすことさえつらいので避けたほうがいいです。このようなうつ病の急性期は薬物療法がメインになります。また薬は徐々に減らせるにしろ、通常は認知行動療法と薬物療法を併用します。両者は決して相反するものではありません。

認知行動療法は時期やタイミングを見計らって適切に行うことが重要です。私自身は認知行動療法はうつ病の症状改善と言うより、むしろある程度良くなった時に、再度〝うつ〟に陥るのを防ぐ再発予防や、職場などストレスの高い状況に戻った時の対処法を身につけるために最適な技法だと思っています。

Q

認知行動療法は一人で本を読んでもできますか?

A

一人でもある程度は本やネットで調べたり、DVDを用いたりして、認知や視点を変えて日頃のストレスに対処することはできます。ただし、ある意味平易な技法だけにかえって自分一人だけで行うのが難しく、休職するくらいの病状があると、どのようなステップで進めていくか、本や資料だけでは判断を誤ることもあります。やはりカウンセリングに通ったり、第2章⑤で述べるリワークに参加して、うつ病で休職した人たちと一緒に**集団認知行動療法**(GCBT: Group Cognitive Behavioral Therapy)を受けることをお勧めします。

Q 認知行動療法が有効なこころの問題は他にもありますか？

A

職場のストレスによる適応障害、パニック障害などの不安障害、強迫性障害にも用いることができます。一方、幻覚妄想を持つ統合失調症、アルコール依存のような嗜癖障害には保険適用がありません。よく誤解されますが、認知行動療法は〝認知症〟の治療技法ではありません。

またどんなに認知を変えようとしても、その状況や出来事があまりにも過酷すぎる場合、例えば大地震や台風などの災害に遭う、犯罪の被害者になった時などは、認知を変えるよう働きかけること自体がこころの傷を深めてしまうこともあります。どんな治療法にも適応と限界、禁忌（行ってはいけない状態）そして適切なタイミングがあります。

コラム 認知行動療法なんて簡単だ⁉

認知行動療法の本を読むと、頭で理解することは容易なだけに「こんな簡単なのか！　な〜んだ」となりがちです。でも、いざ自分に当てはめてやってみようとしても、案外難しくてなかなか進みません。心理療法は頭で理解するだけでなく、情緒的にも身につけることがポイントです。

理性的だけど生真面目で柔軟性に乏しく認知が凝り固まっている人がうつ病になって休職に追い込まれやすいので、そういうタイプの人が頭で認知を変えるのはなかなか難しいです。カウンセラーや精神科医から助言を受けたり、リワークで他のメンバーと一緒に集団認知行動療法を学んでいけば〝人の振り見て我が振り直せ〟と身につけることができ、とても有効です。

第2章

会社の休み方・戻り方

自分の今の問題や症状は
仕事を休んだほうがいいのか、
お医者さんを受診して治療を受けるほどなのか、
迷われる方も多いと思います。
本章ではそれらの質問にお答えし、
休んでいる時の過ごし方や
休みの手続きや収入、
治療や支援の中でも
復職に絞ったプログラムであるリワーク、
復職した後の支援制度などを具体的にお伝えします。

① 仕事を休みますか？ 続けて働きますか？

Q

会社を休むとどんな問題が起きますか？

A

以下のような**不安や心配**が出てくるのではないでしょうか。

- 休むと給料がもらえるのかわからない。
- 収入が減って治療費の支出が増えると、お金がなくなってしまわないか心配だ。
- 休むと経歴に傷が付いて昇進が遅れないか心配だ。
- 休むとクビにならないか心配だ。
- 休むと仕事に穴を開けてしまい、他の人に迷惑をかけてしまう。
- 休むと仕事を忘れてしまったり、良くなっても職場に戻れるか心配だ。
- 会社での付き合いがなくなって、一人ぼっちになってしまう。
- 休んで家にいても、どう過ごせばいいのかわからない。
- 家族にサボっていると思われて、うっとうしがられる。

・家で休んでいても近所の人の目が気になって安らげない。

Q
会社を休むメリットはどんな点ですか？

A
長期間のバカンスが当たり前になっている欧米と違って日本は休みにくい社会ですが、休むことには以下のようなメリットがあり、仕事を長く続けるために休養や休暇はとても大事なことです。

・仕事から一旦離れると、緊張から開放されてリラックスできる。
・仕事の義務から開放されることで心身の回復が期待できる。
・仕事から離れて自分と仕事・会社、自分の人生をちょっと離れた視点から見直せる。
・治療が始まった時に、通院やリワークなどの治療を受ける時間が確保できる。
・抗うつ薬は効果が出るまで二週間ほどかかるので、その間のつらさを軽くできる。
・やっぱり人生、何もしなくていい、暇で怠惰な日々も必要です。

- 社会人が適度に休める、仕事と関係ない時間と空間を確保できることは当然の権利です！
- 正式に休職すると、産休代替のように代わりの人を入れることができて、休んだ人の穴を埋めることができるという会社側のメリットもある。

コラム 大学教授は一年間も休めるの!?

大学教員や専門技能職ではサバティカル（Sabbatical）という長期休暇制度があり、欧米では当たり前ですが、日本の一般企業でもチラホラ取る人が出てきました。これは長期間働いた人が取得できる一カ月以上の長期休暇で、休暇理由は問われません。会社によっては、一年以上連続して休暇を取れるところもあるようです。仕事とは関係ない留学やボランティア、大学院や専門学校での学び直しなど短い休暇では難しいこともできますし、何よりも自分の人生をゆっくり振り返って将来をじっくり考える余裕が持てます。

筒井康隆の小説『文学部唯野教授』（岩波書店．一九九〇）には、フランス文学を専攻する牧口助教授がサバティカルで一年間のフランス留学を認められたのに、渋谷のホステス京子さんと会うため、パリならぬ西武線練馬駅そばの安アパートに遊学？　する姿が描かれています。

Q

仕事を休むと解雇されないか心配です

A

病気を理由に解雇する時は「病気により就業に耐えられない時は解雇する」と就業規則にあらかじめ明記され、三〇日前に解雇予告をしないといけないと法律で規定されています。また傷病手当金という給与の代わりになる手当が健康保険組合から支給される一年六カ月の間は在籍できる就業規則を設けている会社が多いです。うつ病は治れば再び働けるようになる病気ですから、一年六カ月の間に治療により回復できる見込みがある時は解雇できないことになります。なかにはこうした法律や制度を無視して「休んだらクビだ！」というブラックな会社や上司もいますが……。

しかし非正規雇用のアルバイトなどはうつ病で休めば辞めざるをえないですし、自営業の方は病気で休めば代わりがいない限り店の営業を止めたり、店じまいに追い込まれます。私の父も病気で休んでそのままクリニックが廃院となりました。やはり雇用契約を結んでいる正社員は病気の時の社会保障が恵まれています。

Q **うつ病ではどのくらいの病状、状態になったら休んだほうがいいですか？**

A **こころの病気は身体の病気や怪我と違って〝ここからは休養〟という明確な基準を示すことが難しい**のですが、まとめると次の表❶のようになります。

多くの場合、表❶の1⟷2の途中＝病気と健康の間のグレーゾーンにいますので、仕事の内容や負担、シフト勤務や夜勤の有無、上司などとの人間関係や職場の環境、会社の健康サポート体制、また家族が同居しているか、借金などの経済面も考慮に入れて休むか仕事を続けるかを決めていきます。とはいえ自分だけできちんと評価して決めるのは難しいものです。同居している家族や親しい友人の声も参考にし、最終的には主治医の意見に従ってください。

表❶　休むか仕事を続けるかのおよその基準

①休んだほうが良い場合——個人の努力ではどうしようもない

【仕事】

- 明らかにやる気がなくなって、気分が落ち着かずに仕事に集中できない。書類やPCは目で追うのがやっとでまったく頭に入らない。単純なミスや見落とし、物忘れが増え、明らかに業務に支障をきたしている。
- 業務の成果やアウトプットが数週間以上、極端に落ちている。
- 同僚とのコミュニケーションが苦痛で目を合わせられず、誰とも話す気力がわかない。
- 上司の言動や職場環境がひどく、仕事に行くと消耗してしまい改善の見込みがない。

【通勤と欠勤】

- 朝の通勤がつらく、途中の駅で降りてベンチで休むことが週に2回以上、数週間続いている。
- 遅刻や早退・欠勤が増えて、年次有給休暇（有休）の限度をかなり超えて休んでいる。

【生活】

- 有休で数日休んでもまったく回復しない、休み明けの出社がすごく苦痛で遅刻する。
- 朝、起きた時、今日も一日始まるのかと絶望的な気分になっている。
- 休みの前日も寝付けない、休日も夜中や朝早くに起きて、昼間はぼーっとして横になってしまう。
- 家にいても気が休まらない、楽しいことや趣味をしても楽しくなくなる、あるいはできない。
- 顔を洗ったり、歯を磨いたり、風呂に入るのも億劫になる。
- 何事にも悲観的になり、関係ないことでも自分に責任があるように感じる。
- 一人暮らしの人はより厳しい。

表❶　休むか仕事を続けるかのおよその基準（つづき）

【受診と病気】

- かかっている主治医から仕事を休むよう強く勧められた。
- 過去にうつ病で1カ月以上休職し、今回も前回と同じ状態になっている。
- 死にたい気持ちが強い、世の中から消えてしまいたいといった自殺願望がある。

↕

②休まなくて良い場合——自分で解消できる、自身や会社の配慮で対応できる

【仕事】

- 得意な業務はこなせて、その業務に専念するように上司が配慮してくれる。
- 定時に帰ったり、休日出勤はないように会社が配慮してくれる。テレワークやフレックスタイムを使えば、それほどの負担は感じずに仕事をこなすことができる。

【通勤と欠勤】

- 朝、通勤する際、それほど苦痛なく行ける。満員電車も大変だがなんとかやり過ごせる。
- 有休の範囲で数日休んだだけで回復し、休み明けは仕事ができる。

【生活】

- 仕事はつらいが、趣味や親しい友人と会うと気分が晴れてすっきりする。
- 仕事の疲れは土日（休日）に十分に休むことで一掃できる。
- 一緒に住む家族がいて、つらいことを理解してくれ、休む時も協力してくれる。

【受診と病気】

- 精神科や心療内科を受診して服薬したら速やかに回復して、なんとか仕事ができるようになった。

Q

調子が悪いのでクリニックを受診したらうつ病と診断され、服薬しながら治療を続けることになりました。何とか職場に行けそうなので、通院しながら仕事を続けるときの注意点を教えてください

A

治療を受けながら働き続ける場合の注意点を、二つの場合に分けて述べます。

1 **病気をオープンにする場合**：うつ病と通院を上司や会社に伝える場合。

- 調子が悪いことを伝えて業務や負荷を減らしてもらう。
- 産業医や産業看護師からどのような配慮が必要かを上司に助言してもらう。
- 主治医に業務軽減や残業免除が必要だという診断書を記載してもらい、会社へ提出する。

これらは第2章⑥「復職する時とした後の注意点、会社の復職支援」とほぼ同じです。

② 病気をクローズドにする場合：受診や通院、服薬を上司や会社に伝えない場合。

少なくとも初めて精神科に通院する場合は、会社には伝えないクローズドを選ぶ人が多いと思います。その際のポイントは次の通りです。

- 調子の悪い時は仕事をする力が落ちるため、成果が落ちても仕方ないと自分自身がまず受け入れる。治療によっていずれ回復することは期待できるので、しばらくの間は無理をしない。業務目標を下げて、普段の六〇％くらいできれば満足する。
- 土日（休日）は完全に仕事から離れて休み、疲れを翌週に持ち込まないようにする。
- 出張、飲み会や宴会は可能な限り避ける。仕事が終わったら速やかに帰る。
- ストレス対処法を身につける（第1章を参考にしてください）。
- 気分には波があり調子の良い日と悪い日がある。調子が良い時に仕事や出張の予定を入れすぎて悪い日に対処しきれない、とならないように注意する。
- 季節などの環境要因もあるので、最初に調子が悪くなった時期は特に注意する。
- 職場に誰か信用できる同僚がいれば、その人にはうつ病で、気分が上がらなくて調子が悪いという状況を伝えて悩みを話す。一人でも職場に理解者がいると気分的にだいぶ楽になる。ただし、伝える相手とタイミングは慎重に検討すること。

- 優しくて理解のある保健師さんや看護師さんが健康管理室にいたら受診を伝えて、どのように職場や上司に話したらいいかを相談してみる。
- 受診と服薬をきちんと続け、通院時間を確保する。うつ病の治療はそれなりの期間がかかるので、年次有給休暇を使うとあっという間になくなってしまう。そのため土日や夜間など就業時間と被らずに通える通院先を確保することも大切。
- 服薬は朝と寝る前など、仕事中や昼休みに服用しないで済む飲み方にしてもらう。
- 普段から自身の調子を注意しておく。一番の目安は睡眠時間と睡眠の質。それらも含めて日記やスマホのアプリにもある生活リズム表を付けるなど記録を取っておくと良い。後で見ると調子の波がよくわかる。

② 休んでいる時の生活

うつ病の症状と治療については第3章で述べますので、ここでは休んでいる時の生活についてまとめます。うつ病で一番難しいのは「どのように休むか」です。もちろん一人ひとり生活、家族、仕事が違いますし、第3章で述べるうつ病の段階＝ステージ、つまり病気の初期か、回復期かによっても休み方はかなり異なります。治療が軌道に乗ってきて復職を目指す時期やリワークについては後で述べますので、この項では休みはじめの急性期と回復期の〝休み方のポイント〟をお伝えします。

A 休みはじめの急性期

Q うつ病の治療で一番重要なのは休養とされますが、じっとしていないといけないのですか？ うつ病で休んでいる時の過ごし方についてアドバイスをください

A

〝休む〟といっても一日中動かずに寝ていなければならないわけではなく、仕事などの負担や責任から外れること、いつもと違うことや状況を避け、慣れ親しんでいる環境＝自宅・自室で暮らし、その中で負担を減らすことです。

◆行わないほうがいいこと
・家に仕事を持ち込んだり、仕事関係の資格の勉強をする
・新しいことに取り組む
　例1：行ったことのない場所への旅行・転地療養、引越し
　例2：偉い人や先輩から助言を受ける

◆行ってもいいこと（ただし苦痛に感じるときは無理に行わない）
・慣れ親しんでいる個人的な趣味
・仕事と関係ない親しい人と会ってグチる（ただし、酒の席は避けたほうが良い）

うつの症状がひどい場合はもともと好きだった趣味や旅行、親しい人と話したり飲みに行くことさえつらくなります。その場合は無理をしないで自室に閉じこもっていてもいいです。このように好きなことが楽しめなくなるのはうつ病のとてもつらい一

面です。また自営業や主婦の方はプライベートと仕事の境界が曖昧なのが難しいところです。

Q 休み方がわかりません。休んで何もしなかった経験がないので苦痛です

A

何もしなくてかえってイライラする時は、**一人だけでできて、やり遂げなくてもいいことで時間を埋めてください**。ぼーっとテレビやネットの動画を観る、それで物足りなければ簡単なパズルや塗り絵をしたり、編み物をしたり、何度も読んで内容を知っている本の文字で追うだけでもいいです。

◆ **大事なこと**

- 途中で投げ出してもいいことをする
- 完全にやり遂げようとしない
- できなくてガッカリするようなことは避ける
- 断れるものは断り、延ばせるものは先に延ばす
- 「今日できることを明日に延ばすな！」でなく「明日できることは今日やるな！」

をモットーにする
・確定申告や親戚の葬式など、どうしてもやらなければいけないことは最低限にする

何かで時間を埋めて、つらい時期をやり過ごしましょう。いずれはひどい落ち込みから上がって、好きなことができるようになってきます。

Q **お酒やパチンコ、競馬などのギャンブルで気を紛らわしてもいいですか？**

A **過度のアルコールやギャンブルは避ける**よう多くの本に書かれています。実際、お金がかかり、やりすぎたあまり依存症に陥ることもあります。特にお酒は抗うつ薬との相互作用の問題もあるため過度な飲酒は避けたほうが良いのですが、もともとお酒やパチンコが数少ないストレス解消法だった人にそれらを一切止めさせると、かえってイライラが募って悪くなることもあるので、無理やり止めないほうが良いと私は考えています。問題はご自身や家族による歯止めが利くか、限度をわきまえて止められるかどうかです。

Q
病気で休んでいる間は実家に帰ったほうがいいでしょうか？

A
ケースバイケースです。同居している配偶者やご両親の理解があればそのまま住み続けて、住まいは変えないほうがベターです。しかし家族の理解がイマイチで自宅にいること自体に強い苦痛を覚えたり、近所の人から「いい大人が休んで何をやっているんだ」と思われることをすごく気にするタイプの人、また一人暮らしの人は実家に帰ったほうが炊事や家事、生活費などの負担が減って楽になります。とはいえ実家に帰っても部屋がなくて肩身の狭い思いをしたり、もともと親との関係が良くなかったり、親の病気への理解が乏しく無理な接し方や過剰に心配されるとかえって負担が増すこともあります。

Q
生活リズムを整えて、朝きちんと起きて、午前中に外に出て日の光を浴びたほうがいいと聞いたのですが、無理にでも朝に起きて外出したほうがいいですか？

A
午前中に日の光を浴びることで体内時計を整えるホルモンの分泌が促されるので、生活リズムを整えることは治療の上で望ましいのですが、動くのもつらいはじめの時期は無理をする必要はありません。寝たい時に寝て起きたい時に起きる、外に出るのがつらかったら、一日中家で横になっていてもかまいません。寝る時間や起きる時間を仕事の時間帯に併せて生活リズムを整えるのは、ある程度回復してからで良く、リズムを整えることに過剰にこだわる必要はありません。それらも含めて、うつ病の治療は必ずこうしなくてはいけない！　という縛りから自由になることから始めたほうがいい、と私は思っています。

Q

いつまでも休んで自堕落な生活を送っていいのでしょうか？

A

いずれ**生活リズムを整えていく**ことも必要になります。毎日の生活を規則的にルーチンにすると、うつ病によって低下する決断力を必要とする状況、決めなければいけない事柄を減らすことができ、その点でも負担を減らすことができます。リワークへの参加は生活リズムの改善のためにも役立ちますし、リワークの最初の目標でもあります。

B うつ病が回復してきた時

Q いつから散歩を始めるかなど、**動き始めるタイミング**の目安はありますか？

A 〝退屈〟を感じてきた時です。だいたい次のように進めていきます。

1. 自宅でゆっくりして、あまり動かずに無理をせず、十分に休養を取る。
2. 徐々に朝起きる時間と寝る時間を一定にしていって生活リズムを整えていく。

●退屈を感じてきた！

3. 買い物、散歩、遠出、図書館、仕事以外の友人と会う、といった行動をしてみる。
4. 仕事に関係する本を読んだり、ネットで調べてみる。
   仕事をしていた時のことを振り返って、どこに問題があったのか検討してみる。
5. 会社の最寄駅まで行ってみる。
6. 会社の前まで行く。そのうち訪問してみる（必ず職場に連絡をとっておくこと）。

もちろん会社から一方的に連絡が来て呼び出されるなど、この通りに進まないこともあります。また自分だけで順を追って進めていくことは難しいので、リハビリテーション・プログラムである〝リワーク〟に参加することが有用です。詳細は第2章⑤で述べます。

Q

散歩や外出はどのように行えばいいですか？

A

少し動けて外に出られるようになったら、散歩、つまり歩くことがお勧めです。近所のコンビニに甘いものを買いに行ってもいいですし、散歩なら小さな公園や神社、図書館など静かで人が少ない所を最初はうろうろしてみましょう。図書館では無理に本を読もうとはせずに、ロビーに座ってぼーっとする、活字を眺める気になったら新聞や雑誌の芸能人の噂話など、毒にも薬にもならない記事を眺めるなどして過ごしてください。

また特に目的地を決めずに歩くのもお勧めです。例えば線路沿いの川を目標を定めずに歩いていき、疲れたら一番近い駅から電車に乗って帰る。慣れるとだんだん遠い駅まで行けるようになります。朝夕の通勤時間帯は人が多いでしょうから、真っ昼間の空いている時間でかまいません。

Q **環境を変えて旅行や温泉に行ってもいいですか？**

A **新しいところに行くこと自体がかなりのストレスですし、**特に海外旅行は時差による睡眠の悪化が心配なので勧めません。何回も行ったことがあり慣れ親しんでいる、都会の雑踏から逃れられる避難所的な所ならば一、二泊の短期間で行くことはかまわないでしょう。ただし旅行中の食事をどうするか、風呂や着替え、洗濯など新たな負担が増える可能性があるので長期の宿泊は慎重にしてください。私個人は、旅館ではなく人と交わらなくて済むビジネスホテルに泊まって、一日中、窓の下を走る鉄道を眺めるような旅ならしてもいいかなあと思います（テツ＝鉄道ファンなもので……）。

Q **会社との連絡はどのくらいの頻度で取ればいいですか？**

A

まったく連絡しないのも社会人としてはまずいでしょう。上司や人事との連絡は必要最低限にして**月一回の定期連絡日**を決めておくと楽です。直接会ったり電話するよりもメールのほうが楽なようです。また会社側の窓口は、上司か人事か保健師など本人が信頼している一人に決めてあまり変えないのが望ましいのですが、休職中のやり取りは会社側が決めることが多いので、その場合はそれに従いましょう。

Q

退職を考えています。もう仕事に戻れそうもありません

A

判断力が落ちるうつ病では誤った選択をしがちなので、休んでいる間に重要な選択、特に退職・転職などの決断は先に延ばし、**早まった退職は避ける**ほうが賢明です。とはいえ回復してきて冷静に考えられるようになっても、あまりにもブラックな職場で、とても働き続けるのは無理だと思う場合、信頼できる人に相談して退職することはありえると思います。

コラム

犬よりネコがいいですよ！

　ただ散歩しているだけではつまらないという人にお勧めなのが野良ネコを見つけて可愛がることです。元気になってきたら飼っても良いです。村上春樹もエッセイで「猫を飼うと心がついつい広がります」（『村上さんのところ』（新潮社、二〇一五、五二頁））と書いていますし、ネコは犬のように小屋もいらず散歩もしなくていいし、餌とトイレさえちゃんとしてあげれば、リワークの六時間くらいは自宅で待っていて、帰ると喜んで迎えてくれるので独身の休職者にはピッタリです。飼うのは大変という人でも野良ネコを撫でて可愛がるだけでも癒やされます～。私も通勤途上でついついネコをかまってしまって遅刻しそうになります。でもリワークに参加した人に「犬よりネコのほうがいいですよ～」と言ったら愛犬家だったので叱られました……。

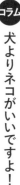

③ ご家族の対応

Q **家族はどう接したらいいのでしょうか？**

A **うつ病のつらさを理解することが大切**です。気分の落ち込み、うつがつらいことを十分に汲んであげます。特別な配慮や対応よりいつもの続き、家庭が休めて癒せる場になるように努める、そのご家庭に合った無理のない対応で十分です。対応に困ったら主治医に聞いてみましょう。

Q **家族が家で話す時に気をつけることはありますか？**

A 「温かく無関心な態度」、つまり必要な時にはきちんと関わるけれど、つらそうな時は話す時間も短く最低限の関わりにして、「心配しているよ！　何かできることがあったら、いつでも言ってね」と静かに見守ってください。とはいえ話さなければいけない事柄がある時は、イエスかノーや数字で簡単に答えられるクローズドクエスチョンを主体にして話してみましょう。例えば「調子はどう？」より「あなたの好きな○▲のDVDを借りてこようか？」のほうが答えやすいです。うつ病は家族に配慮する力も落ちますので、つらくてきちんと返事ができないこともありますが、相手が悪いのでなく病気のため仕方がないと割り切ってください。

Q

「うつ病の人を励ましていけない」と言われますが、じゃあ、何と言えばいいのでしょうか？

A

あなたが相手を大事に思っている、心配しているならば、ひどい言葉はかけないでしょうし、何と言うかはそれほど問題ではありません。しばしばこちらが苦しいのでそれを紛らわすため、思わず「もっと気をしっかり持ちなさい」「気の迷いだ」「気合いで治せ」などその場限りの発言をしてしまいますが、それは避けたほうがいいでしょう。またどのように接するかはうつ病の時期にもよります。うつ病になりかけで休養が必要な急性期の時は無理に仕事に行くよう励まさないほうがいいのですが、ある程度回復して復職の準備に入った時期は、ごく普通に接して「さあ頑張って仕事に行ってみよう！」と促してかまいません。リワークでもそう指導しています。

Q 家族が相談できる所はありますか？ 本人は「大丈夫」と言いますが、経済的にも心配ですし、いつまで家族として耐えればいいのでしょうか？ 家族が集まる会などもあれば教えてください

A

大きな病院ですと医療社会相談室や総合相談室など、ご家族の相談にソーシャルワーカー（精神保健福祉士や社会福祉士）が対応してくれる部署があります。これから受診を考えているが本人がなかなか受診せずに困っている時、すでに通院している時にご家族が相談したい時は第４章④「ご家族と精神科受診」で述べるように、ご家族自身が患者となって受診する手があります。ちなみに「うつ病」の家族会は「陽だまりの会」など、いくつかあります。

④ 仕事を休む――制度とお金の話

なんと言っても〝**先立つものはお金**〟なので、個人的な病気やケガ＝私傷病で休む場合の制度と収入などお金の話をまとめます。なお通勤を含む仕事中のケガや業務に原因のある病気にかかった場合は、労働保険（労働災害：労災）の対象となり治療費もかからず手厚い給与保障を受けられますが、それについては付録「働く人が知っておくと役立つ社会保障制度」（労災保険）の項目を参照してください。

Q **うつ病などで会社を休む時はどのような休暇や休職の制度がありますか？　また待遇はどうなりますか？　休む制度の進み方を教えてください**

A 会社にもよりますが、だいたい図❶の1➡2➡3➡4（➡5）の順に休んでいくことになります。

1 **年次有給休暇**の範囲で休む
労働基準法の法定休暇で期間が決まっている。給与は支給される。

↓

2 **療養休暇**など会社の定める病気休暇制度を使う
法の規定にはない法定外休暇で、就業規則で各企業が定めている。大企業にはたいていあるが、給与の支給はある所とない所がある。

↓

3 **休職**する
給与はなくなるが、正規、非正規を問わず健康保険に加入していれば健康保険組合から傷病手当金を1年6カ月間もらえる。

↓

4 **無給だが会社に籍は置ける**
傷病手当金の範囲を超えて休むと収入はなくなる。公務員に多い。少額の給付金をもらえて籍をおける大企業もある。

↓

5 **退職**

図❶　休みはじめから休職・退職までの制度上の流れ

1 年次有給休暇の範囲で休む

まずは調子が悪いことを上司に伝えて、残業を避けたり業務負担を減らしてもらったりします。さらに年次有給休暇（有休）を使って数日休んでみます。それだけで回復することもあります。

有休は一定期間勤続していれば年に二〇日、前年度の繰越が最長二年までは認められるので、多いと四〇日くらいあります。それを利用してまずは一週間休んでみましょう。時期や業務内容にもよりますが、自分では無理と思っても、ある程度の規模の会社なら休むことは可能なはずです。休務の必要がある内容の診断書が必要と言われた場合は、精神科を受診してもらってきてください。私も精神科の外来ではどの程度の病状か、休職までする必要があるかどうかを悩む時はとりあえず一週間休ませて回復をみてからその後の方針を決めることがよくあります。

2 療養休暇など会社の定める病気休暇制度を使う

一部の企業では療養休暇制度といった病気欠勤制度を就業規則で定めています。厚生労働省の「平成二五年度就労条件総合調査」（二〇一三年）では労働者数三〇人以上の四、二一一社のうち二二・四％の会社が私傷病による「病気休暇制度」があると答えています。なお有休の範囲を超えて休む場合は医師の診断書が必携になります。期間は数カ月から二年くらいまでです。給与は全額支給から半額、あるいは無給まで企業によりさまざまです。金額が少なかったり無給の場合は次の傷病手当金を請求できます。

3 休職する

療養休暇制度がない会社、またそれを超えて休む場合は、給与はもらえない休職に入ります。実は休職に関しては法律には明記されていないので、就業規則や社内規定で期間が定められています。

正社員だけでなく契約社員など非正規雇用でも健康保険に加入していれば健康保険組合から一年六カ月の間の傷病手当金が支給されます。額は基本給の約七割です。また基本給の八割に引き上げたり、一年六カ月以上に期間を延長して支給してくれる大企業もあります。なお一年六カ月の支給期限が休職期限満了の目安となります。

4 無給だが会社に籍はおける

中小企業では傷病手当金の支給が終わる時を休職期限満了として退職となることが多いです。一方、傷病手当金終了後に独自の病気補償制度や傷病見舞金などの給与補償制度を六カ月～一年程度設けている大企業もあります。また無給にはなりますが傷病手当金終了後も籍は置け、社会保険、健康相談などの社会福祉制度、保養施設などの福利厚生施設が使える制度を多くの自治体や一部の大企業は持っており、そこに勤める公務員や社員は利用できます。ただし社会保険料・年金の自己負担分（半額）は給与がなくなると天引きされなくなるため、自ら支払う必要があります。

1⬇2⬇3⬇4と進むほど勤務評定に響き、ボーナス、昇進や昇給に響くので避けたいところですが、無理に仕事を続けて健康を害して、結局は退職に追い込まれるよりましです。休んでいる間のお金の詳細は第3章で説明します。

5 退職

退職については第2章⑦「失業・退職・転職——手続きとお金の話」〈B．退職後のお金——収入と手続き窓口〉で詳しく説明しますが、退職後は雇用保険（失業保険）をもらいつつ次の仕事を探すか、病気が回復せず休養が必要な場合は障害基礎年金や生活保護の受給を検討します。なお傷病手当金は退職後も一年六カ月の受給期間中は支給されます。

トピックス

就業規則

一〇人以上の従業員がいる会社は賃金や労働時間など働く際の決まりや労働条件が記載されている就業規則を作成し、管轄する労働基準監督署に提出することが義務付けられています。就職、有休、育児や介護などの休暇制度、休職、退職などは、労働安全衛生法や労働契約法など法律で規定されている範囲の中で、それぞれの会社で定めた就業規則に基づいて行われます。普段、働いているとそれほど意識することはないでしょうが、〝会社の法律〟と言っていいほど重要なものなので、目を通しておくことをお勧めします。

A 収入

Q 休んだ時の給与について教えてください

A ノーワーク・ノーペイの原則＝仕事をしていない時は給与は出ないのが通例です。ただし以下のような給与が出る年次有給休暇（有休）や、収入を得る制度があります。

Q 〝有休〟について教えてください

A 年次有給休暇が正式な名称です（〝有休〟、〝有給〟、〝年休〟など略称はさまざま）。働き始めてから六カ月、八割以上出勤していればもらえると労働基準法に規定されています。有休を使って休んでも通常の給与が出ます。勤続年数が六カ月なら一〇日、勤続年数により徐々に増え六年六カ月以上なら二〇日が取れます。それに加えて前年に使わなかった分は二〇日分繰り越すことができ、最大四〇日もらえます。

とはいえ現状では会社は休みにくい雰囲気に満ちていて、休んで同僚に迷惑をかけたくないという真面目な人たちが多いため有休を消化できない人も多く、こういう人がかえってうつ病になりやすくて休むことになってしまうのが皮肉なところです。

また働き方改革関連法により二〇一九年四月から有休を年間五日以上取得させることが事業者に義務付けられました。

なお病気で休む時に有休を使い切ってしまい、仕事に戻った後に有休がない状態を避けるために、有休は残して他の療養休暇制度を使わせる会社もあります。

法律上は、有休は一日単位での取得と決まっていますが、半日単位、時間単位での取得を認めてくれる会社もあり、通院や体調不調時の朝の通勤ラッシュを避けて出社する際に役立ちます。

Q 有休と療養休暇以外で使える休暇には何がありますか？

A

育児休暇と介護休暇制度が法律で定められています。子どもが三歳になるまで一日六時間の短時間勤務を設けて残業の免除を認めること、また小学校入学前の子どもと介護の必要がある人が一人いれば年五日、二人以上なら年一〇日の休暇が取れる看護休暇と介護休暇制度も義務付けられています。とはいえ減った就業時間の給与は保証されていません。

　他に労働基準法にはないですが社会通念上に認められる休暇として**年末年始休暇や忌引**があります。就業規則で定められ年末年始休暇は三～六日、忌引は配偶者が亡くなった場合は一〇日、両親の場合は七日、子どもの場合は五日、兄弟祖父母の場合は三日が多いです。他にはボランティア休暇、裁判員休暇を就業規則で定めている会社もあります。

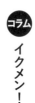

コラム　イクメン！

　イクメンパパが話題です。私が子育てをしていたのはウン年前の話でイクメンという言葉もありませんでしたが、妻もフルタイムで働いていたので夫婦で二人の子を育てました。保育園の送りは私の担当でしたが、毎朝、顔を合わせる保護者三〇人のうち、パパは私ともう一人くらいの時代です。当時から診療所に勤めていたので子どもの送迎時間に合わせて診療時間を設定したり、熱を出して保育園が預かってくれない時は診療所に連れて行って看護師さんにお世話をしてもらってました。公私混同ですね、スイマセン……。

一番苦労したのはオムツ替えと夜泣きです。紙オムツはあったのですが、今のようにカラフルなものはなく、娘は紙オムツを嫌ってなかなか履いてくれません。でもある日、ゾウさんのイラストを書いたら喜んで履いてくれました！ それからはゾウさん、キリンさん、ウサコさんを紙オムツに書きまくる日々が始まりました。でもミッフィーちゃんを描いたつもりが、ゲゲゲの鬼太郎になってしまうのはなんで？

夜泣きも大変でした。「私が寝かせるから」と張り切って添い寝した妻は、昼間の仕事の疲れからか子どもより先に寝息を立ててしまい、娘は元気に這い回っているので、仕方なくポンキッキの〝ＶＨＳ〟のビデオを一緒に見ました。ついにテープは擦り切れてしまいましたが、ガチャピンは永遠のヒーローです！

Q 休職した時の傷病手当金について教えてください

A

休職をするとノーワーク・ノーペイの原則があるので給与はもらえませんが、その代わりに健康保険組合から**傷病手当金が一年六カ月の間支給されます。**正社員でない契約社員やパート社員も健康保険組合（協会けんぽ、共済組合を含む）に加入していればもらえます。

お金は会社からではなく健康保険組合から支給されます。手続きは健康保険組合から会社を通して送られてくる書類に住所・氏名・生年月日、休んだ期間などの必要事項を記載して、医師の所見欄に病状や働けない理由、期間、医師名を記載してもらい提出します。医師に意見書を記載してもらう際は診療費に加えて三〇〇〇円かかります。原則として月に一枚、休んだ翌月以後に提出します。もらえる額は標準報酬の約三分の二ですが、割り増し金を加えて給与の八割が支給されたり、さらに一年〜一年半延ばして合計二年半〜三年支給される延長傷病手当金の制度を持つ大企業もあります。

支給されている一年六カ月間は退職せずに済むことが多いです。仮に休んでいる間に退職した場合も一年以上雇用されていれば（健康保険組合に加入していれば）、退職後も支給開始から一年六カ月の間はもらえます。なお傷病手当金は非課税所得で所得税や住民税が非課税になります。

Q

傷病手当金の注意点を教えてください。支給されない場合もありますか？

A

次のような点に注意してください。

- 支給期間は三日以上連続して病気で休む場合の四日目から一年六カ月間
- 病気や怪我で治療を受け療養中で労務ができない状態であること
- 給与のように自動的に振り込まれるのではなく、申請書を健康保険組合に**月に一回、提出**すること
- 請求には二年間の時効があり、それ以後に請求しても支給されない
- 給与がなくなって傷病手当金が振り込まれるまで数カ月のタイムラグができることがあり、その間は収入がゼロになる
- **保険料や年金などの社会保険料**を支給額から天引きする会社もあるが、会社が指定する口座に払い込む、会社が一旦立て替えて復職や退職時にまとめて支払わせる場合もある

・医師の意見書の日付は休んだ月の翌月以後、例えば八月三一日まで休んだ場合は、九月一日以後の日付でないといけない
・傷病手当金より多い休業補償を会社から支給された時は支給されない
・同じ病気で二回目に休んだ場合は支給されない（例えばうつ病の一回目の休職で一年六カ月間もらってしまうと、再発して二回目以後に休職した時は原則としてもらえない）
・健康保険組合、協会けんぽ、共済組合などに加入している本人のみが対象で扶養家族はもらえない
・自営業やアルバイトなど国民健康保険の加入者はもらえない
・労災と認定された場合は労災保険が支給されるため傷病手当金は支給されない

Q 傷病手当金がもらえる一年半以上会社を休んだ場合、収入はありますか？

A **企業独自の休業補償制度や傷病見舞金**を六カ月〜一年くらい支給してくれる企業もあります。ある企業では障害基礎年金の支給を申請して却下された場合にその額（約七万円／月）を支給してくれます。このように額は少ないですが一定の収入が得られる大

企業もあります。

Q **病気で休んでいる場合、いつまで会社に籍を置けますか？**

A 雇用契約や就業規則、公務員条例で病気休職の満了期限を設定してそれを過ぎたら退職とする会社が多いです。大企業や公務員では三年くらい、中小企業では傷病手当金が終わった時点（支給開始から一年六カ月）での退職が多いようです。長く休職する時は必ず自分の会社の休職満了期限を確認してください。期限がわかっていると安心しますし、復職に向けての準備もしやすくなります。

また定年退職が六〇歳と規定されている場合、それまでに回復して仕事に戻れれば六五歳までの高齢者継続雇用が適用されますが、六〇歳の時点で復職できていないと退職となることが多いです。

B 治療費

Q **健康保険証は休職中も使えますか?**

A 使えます。休職中に病気や怪我をして新たに受診した場合ももちろん使えます。そのかわり休職して給与がなくなっても健康保険料(会社が半額負担するので、自己負担分の半額)は払い込む必要があります。給与がなくなり天引きされなくなった場合は、自分で支払うことになります。会社によっては休職中は会社が立て替えてくれて、復職して給与が復活した時、あるいは退職した時に退職金からまとめて徴収する会社もあります。このように思わぬ出費に慌てることもあるので注意してください。なお退職した場合は健康保険証は使えなくなるので他の保険証への変更が必要になります。

Q **治療費が心配です。メンタルヘルスの病気の治療にはいくらかかりますか?**

A

保険診療は窓口で治療費の自己負担金である三割を支払います。

日本では国民皆保険制度により、厚生労働省が診療報酬を定め、日本全国どこの医療機関でも同じ負担で診療を受けることができます（ただし病院とクリニックでは金額が異なります）。収入に応じて健康保険にあらかじめ保険料を納めておき、病気になってかかった医療費の七割は健康保険から出て、私たちが実際に窓口で支払うのは三割となっています。薬は院内で出す病院もありますが、多くのクリニックでは院外の処方せん薬局で薬を受け取り、料金も別途支払います。健康保険については巻末の付録を参照してください。

休職したAさんを例に、精神科クリニックの窓口で支払う実際の金額の例を挙げます（二〇一九年十月現在）。

不眠と抑うつ気分で精神科クリニックを受診し、抗うつ薬と睡眠導入薬を処方されて、診断書を記載してもらい休職し、傷病手当金を受給されたAさん。

●**初診時**

初診料と通院精神療法（三〇分以上）、処方せん料で二、二九〇円

休職が必要という内容の診断書、三、三〇〇円（保険診療は適用されず、医療機関が独自に

定め、消費税もかかる）
薬局での薬剤料など、初回は一週間分で千～二千円ほど（新しい抗うつ薬と古い抗うつ薬では二〇倍以上も値段が異なる）
合計、四千～八千円くらい

●再診時

再診料と通院精神療法（三〇分未満）、処方せん料で一、四三〇円
傷病手当金意見書交付料三〇〇円
薬局での薬剤料など二週間分で一、五〇〇～三千円ほど。
合計、一、五〇〇～四千円くらい

だいたい月に三千～八千円くらいになります。さらに精神科自立支援医療制度を用いれば保険診療の自己負担分を三割から一割に減らせます。次のQ＆Aを参照してください。なお診断書などの保険外の負担金には自立支援医療は適用されない、また一〇％の消費税が別途かかることにご注意ください。

Q

治療費を安くする制度や補助はありますか？

A

障害者自立支援医療制度があります。精神疾患で通院治療する際にかかった医療費の自己負担分の一部を負担してくれる制度で、自立支援医療（精神通院医療）とも言います。収入による制限はありますが市区町村の障害福祉課へ申請書と医療機関で記載してもらった診断書を添えて申請し自立支援証を発行してもらえば、窓口と薬局で支払う治療費や薬代が三割から一割に減額されます。なお医療機関で自立支援診断書を書いてもらうには三千～五千円がかかり、毎年更新のための手続きと、二年に一回医師の診断書が必要です。自立支援証の発行前でも申請書の控えを医療機関に提示すればその日から窓口での自己負担金が一割に減らせます。

Q

自立支援医療制度の対象はどこまでですか？　どこの医療機関でも使えますか？

A

保険診療の精神科の通院の医療費だけが対象となり、入院費には適用されません。また風邪薬を処方してもらっても、風邪薬は自立支援医療制度の対象ではないため三割を負担しなければなりませんし、私費のカウンセリングなど自由診療や診断書などの文書料には適用されません。利用できる医療機関と薬局は受給者証に記載されたところに限られます。そのため引越しなどで転医する時は記載変更の手続きが必要です。毎年更新手続きが必要で、二年に一回は主治医に診断書を記載してもらう必要もあります。

Q

うつ病になると民間の生命保険会社からお金は出ますか？

A

契約によります。たいていの保険は入院保障だけですので外来治療ではお金は出ません。実際、外来治療だけの方の民間保険の診断書を書くことはほとんどありません。詳しくは保険会社に確認してください。

Q

仕事で失敗するたびに上司から「お前なんか無能だ、生きてる価値もない」と執拗に言われたことがうつ病の原因だった場合は、どんな支援が受けられますか？

A

パワハラによる労働災害として疾病になった、と認定されれば**労災保険**の給付が受けられます。医療費は全額労災保険でまかない、個人負担はゼロです。

●**労災保険の内容**
- 医療にかかった場合の医療費（療養給付）
- 休職している場合の休業給付
- 障害が残った場合の障害給付
- 亡くなった場合の遺族給付・葬祭給付
- 介護を要する場合の介護給付

労災保険の内容は右のように盛りだくさんで、ほとんどの社会保障が含まれるため、労災と認定されると大きなメリットがあります。ただし仕事中の事故による怪我などが容易に認定されるのに比べて、うつ病などのメンタルヘルス疾患では発病前六カ月の間に業務による強い心理的負荷があり、かつ本人に業務以外の要因がないことを示さないと労災と認定されない、という高いハードルがあります（厚生労働省・都道府県労働基準局・労働基準監督署：精神障害の労災認定。平成三〇年三月）。

5 リワーク――クリニックにおける復職支援プログラム

うつ病などこころの病気で休職してから復職するまでをまとめ、クリニックの復職支援プログラム＝リワークについて詳細に述べます。細かいところはそれぞれのリワーク機関で異なりますが、私が携わっている「職場復帰サポートコース」はごく一般的なうつ病リワークなので他のリワークに参加している方にも役立つでしょう。

Q うつ病で休職して職場に戻るための公的な指針はありますか?

A 「心の健康問題により休業した労働者の職場復帰支援の手引き」というマニュアルを厚生労働省が出しています。そこには「職場復帰支援の流れ」として左記の五つのステップを設定し、復職の書類の様式や就業規則の例なども掲載されています。ただしこのマニュアルは休んだ本人向けではなく、会社の人事労務、産業保健スタッフ、医療関係者を対象に書かれているためわかりにくく、リワークについては記載されていないため、補足して説明します。

第1ステップ	病気休業開始及び休業中のケア
第2ステップ	主治医による職場復帰可能の判断
第3ステップ	職場復帰の可否の判断及び職場復帰支援プランの作成
第4ステップ	最終的な職場復帰の決定
〈職場復帰〉	
第5ステップ	職場復帰後のフォローアップ

Q うつ病で休んでから復職するまでの経過や流れを、休んだ本人の立場に立って具体的に教えてください

A

およその経過は以下のようになります。

1 急性期――休む

会社を休み始めてから一〜数週間は心身の疲労回復のためゆっくり休みます。生活の仕方は第1章を参照してください。この時期に医療機関を受診すると、たいてい抗

うつ薬などの薬が処方されます。ただし効果が出るのに二〜三週間くらいかかるのでじっくり待ってください。

2 回復期――生活を整える

はじめは自由な時間に寝て起きますが、徐々に十分な睡眠時間を取りつつも、朝起きる時間を一定にして生活リズムを整えていきます。

家にいて退屈を感じてきたら、近所の図書館などに出かけて、仕事とあまり関係のない新聞や雑誌、本を読んで過ごします。また必要な買物に適宜出かけてもいいでしょう。軽い運動、はじめは散歩くらいから、慣れてきたらストレッチなどを行います。スポーツジムに通ってもいいですが、運動が好きでない人は無理をしないよう散歩と体操くらいで十分です。この時期からリワークへの参加を検討してもいいでしょう。

3 準備期――復職の準備をする

朝は徐々に出社できる時間に起きるようにし、それに従って寝る時間も定めます。

うつ病になった経緯や原因を探って、仕事の内容や職場での人間関係などの環境を振り返り、それに対する対処法を検討します。職場で苦手な人は誰か、どう対処したらうまくいくかなどを具体的に考えます。並行して職場の上司や人事・総務と連絡を取ったり、実際に職場の外で会ってみたり、通勤練習として職場の最寄り駅まで往復してみます。

仕事を行う力を回復させるため、図書館で仕事関連の本を読んだり、自宅でパソコンを用いてネットで検索したり、レポートを作成したりして、徐々に仕事に関係した作業を行っていきます。認知行動療法、自律訓練法などのストレス対処法を本やネットで調べて行ってみるのもいいですが、一人では難しいのでリワークを利用することを勧めます。

4 交渉期——職場と復職について相談する

上司、人事、産業医と職場復帰の時期、業務内容、部署、復職後の配慮などを検討するため面談を行います。面談は会社で行うので、その時に気分の変化、特に再度落ち込まないか、などもチェックします。企業によっては試し出勤やリハビリ出社などの復職プログラムがあります。リワークでは職場との交渉についてもスタッフに相談できます。

5 復職！

さあ、再び仕事が始まります。

6 復職後のフォローアップ期――再休職を防ぐための配慮と支援を受ける

会社は再休職しないことを強く求めます。そのため復職後には何らかの配慮や支援がなされ、残業・休日出勤・出張を一定期間免除してくれる会社が多いです。リワークでも土曜デイケアでフォローアップしますし、薬物療法も含めた外来診療も続けましょう。

Q **復職支援プログラム〝リワーク〟はどうして必要なのですか？**

A 復職のプロセスを自分だけで行うのは大変ですし、今、自分がどの段階にいてどう進めていけばいいのか戸惑うことも多いと思います。また外来診療も薬物療法が中心で精神科医との一対一の診療だけでは復職後に十分なパフォーマンスを発揮できないことが多いのです。会社はうつ病の休養が必要なことは理解してくれますが、一旦復職したら再休職をしないことを強く望みます。それは皆さんも同じでしょう。そのためには薬物療法など通常の精神科診療に加えて**リワークに参加することが再休職予防に有効です。**

リワークは次の時期に利用します。

2 回復期、3 準備期、4 交渉期 ⬇ 通常のリワーク
6 復職後のフォローアップ期 ⬇ フォローアップのリワーク（土曜デイケア）

Q

〝リワーク〟って聞き慣れない言葉ですが、どのように発展してきたのですか？

A

リワークとは、ここ一〇年ほどで急速に発展してきたうつ病の復職支援プログラムです。その歴史をざっと述べると、一九九七年にＮＴＴ東日本関東病院の秋山剛先生が精神科作業療法の一環として、休職し薬物療法を行うだけでは復職が困難だったり、一旦復職しても再び調子を崩して再休職する職場復帰が困難なうつ病の勤労者にリハビリテーションとして職場復帰支援プログラムを開始し、再休職を防ぐ取り組みを始めました。それが**return to work＝リワーク**として全国に広まり、二〇〇八年にはリワークを行っている機関が集まり、メディカルケア虎ノ門の五十嵐良雄先生、秋山剛先生らを中心にうつ病リワーク研究会が設立されました。その後のＩＴやネット環境の急速な発展、少子高齢化などによる職場環境の変化を踏まえながら休職者の課題に対処し、より良い復職支援を行い社会的認知を深めるため、**二〇一八年に（一社）日本うつ病リワーク協会**に改組されました。現在全国で約二二〇機関が参加しています。医

療機関の保険診療では精神科デイケアとして行われることが多いため、**リワーク・デイケア**とも呼ばれます。

Q **リワークはどこで行われているのですか?**

A その運営母体から三つに分類されます。私は［1］医療リワークに携わっています。

［1］医療リワーク
　精神科クリニックや精神病院、総合病院精神科など医療機関が運営しており、健康保険と自立支援医療を用いて行われる。参加者には自己負担金を求めるが、並行して薬物療法など精神医学的な治療を受けることができる。

［2］職リハリワーク
　独立行政法人高齢・障害・求職者雇用支援機構の障害者職業センターなどの公的機関が行う。通常は無料か雇用保険を利用するため経済的負担はない。三カ月など期間を決めて行うことが多い。

［3］ 職場リワーク

会社が自社の施設で、あるいは会社が契約しているEAP（248ページ参照）で行う。無料で受けられることが多く、通常は三カ月など期間を決めて行う。試し出勤やリハビリ出社などの復職制度と並行して行えたり、職場の状況を把握して支援できるメリットがある。一方、会社施設を利用するため気持ちが仕事から離れられない、職場の知人と顔を合わせる可能性がある、などのデメリットがある。

Q どのような病気の人がリワークに参加できるのですか？

A うつ病、適応障害、パニック障害などの不安障害で休職していて、会社に籍がある、つまり復職先がある方が参加できます。

Q

リワークに参加できない病気はありますか？　リワークに向かない人もいますか？

A

統合失調症、アルコール依存症の方は基本的な治療技法が異なるため、原則としてリワークに参加できません。そうした方には、統合失調症を対象にしているデイケアや作業所、依存症を治療する病院や断酒会、ＡＡ（アルコール・アノニマス）などの自助グループを紹介しています。躁うつ病の場合、うつ状態では参加できますが、躁状態の時は他の参加者に迷惑をかけることもあり、お断りしています。またうつ状態で参加した方が途中で多弁、多動の躁状態になって周囲を混乱に陥れた時は参加を中断してもらうことがあります。

またリワークは集団で行いますので、もともと集団が極端に苦手な人、リワークの雰囲気についていけない人は入りづらいことがあります。このような時はグループワークには入らずに、個人プログラムのデスクワークにだけ参加する人もいます。

Q

うつ病ならいつでもリワークに参加できるのですか？　いつ頃から始めればいいですか？

A

気分の落ち込みがひどくて自宅から出られないような「急性期」には参加すること自体がつらいので、無理に参加しないでじっくり自宅で休養してください。通常は**家庭生活に支障がなくなるくらいまで回復した頃**＝「回復期」から開始します。

リワークはある程度時間がかかる治療法で、休職してじっくりと自身の課題に取り組む必要性が高い人、それが可能な人に向いた治療技法です。反対に言えば短期間で復帰できたり、外来通院と薬物療法だけで良くなる人はあえて受ける必要性はありません。また自営業や契約社員など非正規雇用で長期間の休みを取れない方の参加が難しいという課題もあります。

Q

リワークに健康保険証は使えますか？　費用負担が心配なのでいくらかかるのか、安くなる制度はあるのか、保険外の費用負担もあるのか教えてください。

A

私が働いているクリニックは〝職場復帰サポートコース・リワークデイケア〟と名付けた、健康保険で利用できる医療リワークを行っています。健康保険上は大規模デイケアで一日二、四七〇円の自己負担金がかかりますが、**自立支援医療**（第2章④参照）**という自己負担を三分の一に軽減する制度を用いると一日八二〇円になります。**

月にすると八二〇円／日×五日／週×四週＝一万六千円ほどになります（二〇一九

年十月現在)。ちなみに昼食もこの中に含まれます。保険診療外のお金はかかりませんが、通院のための交通費、外部の施設を使う場合の利用料などは負担してもらいます。ただしそれほどの金額にはなりません。

Q

リワークに参加する際、必要なものはありますか?

A

医療リワークの場合は保険診療ですので**健康保険証**が必要です。また他の医療機関からの紹介で参加する場合は「病名、症状、経過」と「リワークの参加をお願いしたい」という内容が記載された**主治医の紹介状**(**診療情報提供書**)が必要です。なお当院では、リワーク参加を契機に主治医も当院の医師(私)に変更するか、主治医は変えずにリワークのみ当院に通うかは、参加する方の意思を尊重しています。

Q

主治医はリワークの医師に変更しないといけないのですか?

A

そのように定めているリワーク機関もあります。主治医とリワーク医が同じ精神科医だとリワークで起きた急な問題への対応や薬の変更が迅速にでき、費用も抑えられるなどの利点があり、多くのリワークでは主治医をリワークの医師に変更するよう求めています。ちなみに当院のリワークでは、主治医は変更せずリワークだけの参加も認めており、主治医の診療とリワーク医としての定期的な面談を並行して行っています。このやり方だと復職後も自宅や会社そばの主治医の治療が途切れずに継続できます。また主治医が病状や薬物療法に対応してくれるため、リワーク医は職場での業務能力や対人関係の改善など復職のための課題に専念できるメリットもあるので、両者がきちんと連携できるならメリットのあるやり方だと私は考えています。

Q リワークに参加する手順を教えてください

A

当院で実施しているリワークの参加手順は以下の通りです。

1. クリニックに電話し、リワーク説明会への参加を申し込む
2. 主治医または会社からの紹介状（診療情報提供書）をもらう
3. リワーク説明会に参加して個別面接を受ける
4. 二回のお試しリワークを体験する
5. 正式にリワーク開始

当院では毎週金曜日の説明会でリワークの内容と進め方を説明し、その後に個別面接を行い参加が適当と判断したら二回のお試し参加をします。そこでリワーク参加が早すぎないか、役立つか、他の病気や経済的・家庭の問題がないかをチェックし正式な参加が適切か判定します。参加する方もリワークが自分の回復と復職に役立ちそうか、参加に無理がないかを実感してもらい、双方がOKなら正式開始となります。

Q

リワークは週に何回参加するのですか？　一日何時間行うのですか？　期間はどれくらいですか？　担当者はつくのですか？

A

当院では午前に三時間のデスクワーク（DW）を週に三日くらい行うことから開始し、徐々に日数、時間を増やしていき、**最終的には月～金曜日の九～一五時の一日六時間**参加していただきます。内容も一人で行うDWから始めて、徐々にCBT（認知行動療法）など集団で行う心理プログラムを導入し、他のメンバーと接する機会を増やして復職を目指します。

なお一人の参加者に一人のスタッフが付き、個人面談でもリワークや復職、心身の調子について相談を並行して行います。リワーク担当医である私も定期的に診察します。期間は**だいたい三～六カ月**、平均一四〇日＝四カ月強くらいです。ただし参加する人の状態や職場の就業規則によってかなり幅があります。休職満了期限が来れば途中でも終了して復職にトライすることもあります。

Q

リワークを集団で行うことにはどのような意味があるのでしょうか？

A

通常、職場では**一人ではなく集団**で働きます。職場のストレスでもっとも重いのは職場での人間関係で、リワークはいわば疑似職場ですから、集団の中でのパフォーマンスを学ぶことが重要です。後で述べる基本ルール（106ページ参照）にもあるように、リワークはお互いにポジティブに接するので、職場の利益優先で辛辣な雰囲気と対照的な居心地の良い集団になっています。

Q **リワークでの治療効果とはどのようなものですか?**

A 以下のような効果があります。

1. **利用者同士が助け合い、カタルシスや癒やし**が得られる。
2. **すでに回復したメンバーを自分のモデルとしてイメージ**でき、自分を振り返るなど、お互い学び合える。「こんなふうに良くなって復職できるんだ!」と実感できる。
3. **集団認知行動療法や社会技能訓練**などは、課題を整理して目標を明確にできる技法のため、職場でのストレス対処法や職場集団での過ごし方を実践的に学べる。
4. 内容やスケジュール、場所が時間的・空間的にきちんと決まっているため、具体的な復職までの流れが明確で、予定を立てることができ、将来への不安が減る。
5. 復職後の土曜デイケアでは、戻った職場でのグチを言い合い、お互い慰め、励まし合い、ストレス対処法を再確認していくなど仲間としての帰属意識を持てる。

6．週三〇時間という長時間をリワークの中で過ごすことから、対人関係や集団生活の様子、作業状況などを医師・スタッフが確認できるため、外来診療では気づかない問題や特性、課題、例えばうつ病の背景の発達障害、双極性障害の有無などにも気づいて対処できる。

Q 会社の上司はリワークを知りません。どう説明したらいいですか？

A 確かにリワークは世間はおろか、精神科医や心理カウンセラーなどの専門家の間でもまだまだ浸透していません。精神科医の先輩に「クリニックでリワークをしてます」と言ったら「リワークって何？」と聞き返されてしまったこともあるくらいです。ですので図❷のように**プールで泳ぐ例え**で説明してみてはどうでしょうか。

Q リワークのスタッフはどんな職種の人ですか？

A 精神科医、作業療法士、看護師・保健師、心理士、精神保健福祉士がチームを組み、一日六時間、週五日のスケジュールで集団リハビリテーション・プログラムを行っています。

Q リワークのプログラムと週間スケジュールを教えてください

A プログラムにはパソコンでのデスクワーク（DW）、認知行動療法（CBT）、ソーシャルスキルトレーニング（SST）、グループデスクワーク（GDW：集団でのさまざまな活動を通じて対人関

泳ぎ疲れた社員が、会社という波の高い荒れた海で足がつかずに溺れてしまった！（足を引っ張り合うこともある）

⬇

リワークは浅いプールでコーチ（スタッフ）が泳ぎ方のコツを教えてくれたり、仲間（メンバー）の泳ぎを見て、泳ぎ方を思い出したり、新しい泳ぎ方を身につけることができる。波はなく穏やかで、溺れそうになっても足が底に着くから安心！

⬇

会社という海に戻っても、リワークで泳ぎ方を身につけたので、足がつかなくても、多少の波があっても大丈夫！

図❷　会社は“深〜い海”でリワークは“プール”？

係等の課題に取り組む）、ヘルスプロモーション（HP）、週間活動記録、スポーツなどがあります。例として、当院の週間スケジュールを図❸に示します。参加者は状態に合わせて参加日数を増やしていき、より負荷の高いプログラムを導入するなど段階的に復職を目指します。認知行動療法については第1章②で詳しく説明しています。以下に週間スケジュールの詳細を示します。

・デスクワーク（DW：Desk Work）

――机上の作業により集中力・持久力の評価およびその維持・向上を図る。終了後、小グループに分かれて、振り返りとディスカッションを行っていく。

	月	火	水	木	金	土（第3週）
午前	DW	DW	DW	DW	DW	
			HP	CBT II	週間活動記録	
午後	フリーペーパー	グループワーク	グループワーク	グループワーク	スポーツ	土曜デイケア
		GDW	SST	CBT I		

図❸ 当院のリワーク（職場復帰サポートコース）の週間スケジュール

- **グループワーク**（GW：Group Work）――毎月一回、翌月のグループワークの内容を決める会議を行う。集団での活動を行うことを通して、対人関係の癖や傾向を内省し課題に取り組んでいく。
- **フリーペーパー**（FP：Free Paper）――一〇回一クールで、好きな記事を作成するグループ、全体で一つの記事を作成するグループ、まとめるグループの三つに分かれ、一つの作品＝フリーペーパーを作成していく。
- **スポーツ**――ソフトバレーボールやバドミントンなどを行う。体力の維持・回復やリフレッシュを図る。
- **週間活動記録**――生活習慣を毎日記録する自己管理ノートを用いて一週間の行動を振り返り、次の一週間で達成できそうな目標や課題を立てるなど、自己管理能力を養う。
- **認知行動療法**（CBT：Cognitive Behavioral Therapy）――集団（group）で行うGCBTで、六回一クール。Ⅰは基本編で主に認知にスポットをあて、Ⅱは応用編で主に行動にスポットをあてる。
- **社会技能訓練**（SST：Socail Skill Trainnig）――六回一クール。実際に社内で起きた出来事のロールプレイを行う。他のメンバーからのフィードバックをもらい自ら適切に対処できるようにするトレーニング。

・**ヘルスプロモーション**（HP：Health Promotion）——CBTを終えた方へのリワークの総まとめ。前半は健康に関するレクチャー、後半はグループカウンセリングを取り入れたグループワークを行う。
・**グループデスクワーク**（GDW：Group Desk Work）——六回一クール、CBTを終えた方への総まとめ。毎回課題を出し、グループ内で役割を分担して取り組みを発表するプレゼンテーションプログラム。
＊HP、GDWは終了まで何クールも参加する。ただし途中で復職が決まれば、復職を優先する。

Q **リワークはどのように進んでいくのですか？　どのプログラムをいつ受けるのですか？**

A 表❷のような**ステップと目標**を設定してプログラムを進めていきます。各メニューには前述した内容が含まれていますが、ステップは重複することもあります。
　このようにリワークを進めつつ、ステップ［3］が進んで職場でのストレスに対処できるようになった頃から復職について上司、産業医、人事・総務と面談をしたり、会社によっては通勤訓練やリハビリ出社を行い、復職の準備を進めていきます。その際は会社への出社を優先したスケジュールを組みますが、HP、GDWは続けることが多いです。

復職後については次の第2章⑥で詳細に述べますが、残業・出張・休日出勤の免除など、会社で復職後の配慮を受けるとともに、リワークでもフォローアップである土曜デイケアに参加できます。

Q **リワークに参加する時の規則を教えてください**

A 次の基本ルールを守ってもらい、当院では、はじめに約束書も取り交わします。

表❷　リワークの進み方

［1］朝、決まった時間にリワークに来て過ごす。日常生活を安定させる。
［**生活リズムの改善**］＝DW、FP

［2］うつ病という病気、休職に至った要因、自分の認知の課題を理解していく。
［**認知の修正**］＝CBT Ⅰ、SST

［3］職場での対人関係や仕事への取り組み方、ストレスへの対処法を学んでいく。
［**行動の変容**］＝CBT Ⅱ、HP、GDW

1. **守秘義務を守る**——リワークでのことを他の場で話さない。SNSやツイッターなどネットでも外部に公開しない。

2. **みんなで協力していく**——他の人への迷惑行為は厳しく禁止する。リワークでの関わりはお互いポジティブに接して悪口や否定的な発言はしない。リワークの人の良いところ積極的に伝えていき、お互い支え合えるようにしていく。そのため職場ではあまり他人と関わらない非社交的な人も意外とリワーク集団に馴染めることがある。

3. **オフ会の禁止**——リワーク外での個人的な付き合いはしない。

4. **無断欠席しない**——会社の面談、風邪などの病気、保育や介護など必要な時以外は休まずに参加して、遅刻や早退はしない。休む時は必ず連絡する。

5. **ローカルルール**——プログラム中は携帯電話やスマホは利用しない（昼休みや必要な時を除く）。建物内では禁煙。昼休み中の飲酒は禁止。

以上のことを守れない時は、まずスタッフが改善を求め、それでも守れなかった場合は、リワーク担当医がリワーク中止を勧告することもあります。

Q **リワーク以外での付き合い、例えば飲み会で親睦を深めてもいいですか?**

A 個人的な交流=オフ会は遠慮してもらっています。つまりリワークの場以外でのメンバー同士の深い交流は禁止です。

オフ会で親睦を深めるプラスの意義はわかりますが、リワークはあくまで治療の一つです。メンバー同士の交流も治療機序の一つです。リワークにはうつ病でもいろいろな段階の人が参加するため、いつどのようなメニューに入って進めていくかは、スタッフが慎重に考えて決めています。リワーク以外の場での個人的交流は、スタッフから見えないためリワークという治療に活かすことができませんし、また何かトラブルがあってもスタッフが対応できません。オフ会はこのようにマイナス面が大きいため禁止しています。

リワークはメンバー同士が悩みを開示し合える親和性の高い集団ですので、他のメンバーからオフ会の誘いがあるとなかなか断れません。そのためリワークを開始する際にスタッフから、「リワーク以外の場でのお付き合いはご遠慮ください」とオフ会の禁止を明確に伝えるようにしています。

Q

どのような人たちがリワークに参加しているのですか？

A

地域やクリニックによって異なりますが、私の勤めるクリニックでは表❸のようになっています。

地域柄、大企業の工場・研究所が多いため、専門・技術職や公務員が多く、大学・院卒など高い学歴を持っています。男性が多く、また過半数の二二五人が独身、平均年齢四一・三歳（三〇〜五〇代）で休職までは就業できていた期間があります。休職するきっかけとしては人間関係、過重労働、仕事との相性などに加えて、昇進して部下を持つ、グループ・リーダーになる、専門職から管理職への配置転換など、職場環境の変化に対応できないことが挙げられ、二回以上休職した再休職者が多いです。

病気としてはうつ病、適応障害、躁うつ病で九四％を占めますが、しばしばうつ病にパニック障害、社交不安障害、強迫性障害などを合併しています。最近はうつ病の背景に発達障害（ＡＳＤやＡＤＨＤ：第3章②参照）があると思われる方が増えていますが、発達障害の診断をすでに受けていた方は一名だけでした。リワーク終了後の復職率は約七割です。

表❸　当院のリワーク（職場復帰サポートコース）の利用者状況
（2006年4月開始から2018年3月までの12年間のまとめ）

- 利用者数：総計446名
  男性387名（87%）、女性59名（13%）
- 平均年齢（リワーク開始時）：41.3歳
  20代：55名（8.0%）、30代：131名（29.0%）、40代：191名（47.0%）、50代：69名（16.0%）
- 婚姻
  未婚者225名（50.5%）、既婚者221名（49.5%）
- 企業別割合
  製造業（65.0%）、行政／公務員（12.0%）、サービス業（4.0%）、その他（19.0%）
- 疾患
  うつ病298名（66.8%）、適応障害80名（17.9%）、躁うつ病43名（9.6%）、その他25名（5.6%）
- 平均利用期間：143日＝約4カ月
  だいたい3～6カ月だが、1年に及ぶ人もいる
- 転機：復職率はだいたい7割
  復職320名（70.0%）、中断91名（18.0%）、継続35名（12.0%）

コラム ああ独身！

当院のリワーク参加者の平均年齢は四一歳ですが過半数の方は独身です。皆、それなりの一流企業や公務員で、休むまで一〇年くらい働いて収入はかなりあるのになぜでしょうか？　確かに専門的な知識はすごいけど人付き合いや社交性はいまひとつの方が多いので無理ないかなあ……、とも思うのですが、日本の少子化の一端を垣間見る気がします。

最近、独身は肩身が狭いです。イギリスでは「孤独は、肥満や一日一五本のタバコを喫煙するよりも有害であり、イギリスの国家経済に与える影響は年間三二〇億ポンド（約四・九兆円）に上る」という報告を受け、二〇一八年一月に孤独担当大臣という内閣の一ポストが創設されたそうです（ニューズウィーク日本版：二〇一八年六月一八日配信）。確かに一人暮らしだと、元気な時はともかく、うつで落ち込んでいる時、アパートに帰った時の物寂しさはこたえますね……。

Q 発達障害があってうつ病になったみたいなのですが、リワークに参加できますか？

A 自閉症スペクトラム障害（ASD）や注意・欠如多動性障害（ADHD）などの発達障害（第3章②参照）が背景にあるうつ病の人に対して発達障害に特化したプログラムを行っている施設もありますが、通常のうつ病リワークでは「自閉スペクトラムの特性がある参加者へのリワーク支援の手引き」などを参考にして対応しています（日本うつ病リワーク協会ホームページからダウンロードできます（http://utsu-rework.org/info/tool.html））。

リワークは内容やスケジュールと場所が時間的・空間的に構造化され、SSTやCBTなど課題を絞り込む目標が明確で具体的な治療技法を含むため、ASDの特徴を持つ人にも向いています。また一日六時間・週五日（三〇時間）の長時間、対人関係や作業過程を観察できるため、スタッフもASDの特徴に気づき対処しやすく、集団での行動を個人の面談で適切に取り上げてフィードバックすれば発達障害の特性や課題に対応できる利点があります。ただし、集団行動にある程度適応できる必要はあります。

Q どのタイミングでリワークを終えて復職すればいいでしょうか？

A 「心の健康問題により休業した労働者の職場復帰支援の手引き」（厚生労働省）では、〈判断基準の例〉として以下を挙げています。

- 労働者が十分な意欲を示している
- 通勤時間帯に一人で安全に通勤ができる
- 決まった勤務日、時間に就労が継続して可能である
- 業務に必要な作業ができる
- 作業による疲労が翌日までに十分回復する
- 適切な睡眠覚醒リズムが整っている、昼間に眠気がない
- 業務遂行に必要な注意力・集中力が回復している

基本的には「不安はあるけど戻って仕事ができそうだ！」とあなたが感じた時です。また以前、行っていた趣味や気晴らしが再び楽しめるようになり、ストレス解消法と

して役立つようになっていることも目安になるでしょう。

リワークではプログラムのメニューが一通り終わった時期に週間活動記録を基に生活リズムの改善やグループ内でのパフォーマンス、他のメンバーとの関係をスタッフが評価し、本人と相談して復職時期を決めていきます。

とはいえ休職満了期限が決まっている、傷病手当金が切れて収入が途切れてしまう、など現実的な要因で復職時期が決まってしまうこともあるので、その時は無理にリワークプログラムを完遂しようとせずに思い切って復職します。当院では復職後のフォローアップ・プログラムとして土曜デイケアでそのような人もフォローしています。

コラム ネコと暮らす！

リワークは復職、つまり元の会社で休む前と同じように働けることを目指すリハビリテーション・プログラムです。でもリワークへの参加は、自分自身の人生を見つめ直す機会にもなり、今までの自分に疑問を感じる人も出てきます。

ある大企業に勤める四〇代の男性社員もそうでした。リワークを終えるにあたって「もう会社の求めに従って働く人生は疲れました。これからはネコと暮らします」と言って、愛猫と少しでも長く過ごすため会社を退職し、時給一、〇五〇円のホームセンターのアルバイトで生活費を稼いで、社会保障や福利厚生は乏しいけれどストレスは少なく残業もなく定時で帰れる仕事に変え、愛する猫との生活を選びました。半年もすると、休職した当初の硬く引きつった表情は消え、ほのぼのとした良い笑顔で「元気にやってます！」と語り、薬なしで生活できるようになりました。彼の場合、独身で養う妻子もローンもなく、一流企業に勤めていて、退職金も潤沢だからこそ選べた道だとは思うのですが、「それも〝あり〟だな！」と感じています。

一流企業の社員としてハードな人生を続けるか、アルバイトをしながらネコとのんびり暮らすか、どちらが幸せなのかは本人が選ぶこと。多様な生き方を許容して、大企業の一員としての肩書よりネコを選ぶ生き方をも認めることこそ良い復職支援で、リワークの復職率は一〇〇％を目指さなくてもいいと感じています。

Q リワーク中に休職期限満了などで退職した場合は続けて利用できますか？

A

退職した後の対応はリワーク機関によってさまざまですが、当院のリワークでは退職後も六カ月までは利用することができます。その間にハローワークや転職サイトに登録して次の就職先を探す、就労移行支援事業所での訓練を申し込むなど、転職・失業者向けの支援機関につなぐようにしています。

⑥ 復職する時とした後の注意点、会社の復職支援

復職する際の手続きや注意点、クリニックと会社の復職後の支援プログラムを述べます。

Q 復職する際にはどんな手続きが必要ですか？

A 主治医による「病気が回復し復職可能になった」という内容の診断書が必要です。その上で会社の人事・総務と産業医が面接し、会社によっては休職要因やそれに対してどのように対処するかを記載したレポートの提出を求め、業務が可能なほど回復したかをチェックし、復職後の部署や配置、業務、そして配慮を検討して復職になります。

Q
元の職場に戻るか、異動して別の部署に移るのか、どちらがいいですか？

A
元の職場の元のポジションへの復職が原則です。ただし休職の要因として、元の職場の状況、特に上司との人間関係が悪く、その影響で再発する可能性がある場合は配置転換を求めて、産業医にも助言してもらい異動したほうが良いでしょう。ただし自分に合った部署に異動しても、新たな勤務や人間関係を築くことはかなりの負担になります。

また日本では就労して一定の年数が経つと管理職になることが多いですが、管理職になるとさまざまな労働法上の制約が取れ、特に残業規制がかからなくなるので長時間労働が当たり前になります。うつ病になる契機として専門職から管理職への昇進がありますが、たとえ管理職にならなくても昇進すると管理業務が増えて専門業務が減っていきます。昇進して管理職になるより、給与は安くても復職後は元の専門業務に戻りたい休職者は多くいます。このような専門職に戻れるような就業規則、降格も可能なキャリアアップならぬキャリアダウンができる制度があるほうが望ましいと私は考えています。実際、小中学校の教員にはあえて校長や教頭になる管理職試験を受けず、一教師として授業に専念する人が増えています。

Q **復職後に一番注意することは何でしょうか？**

A **再発して再休職をしない**ことです。そのためには生活リズムの維持、まずは遅刻しないで出勤を続けることです。仕事は元気な時のだいたい六〇％できれば満足しましょう。最初のうちは慣れ親しんだ業務にしてもらって新たな業務は避けたほうが賢明です。そのためパワハラ等の問題やよほど向いていなかった業務でなければ元の部署の元のポジションに戻るのが復職の原則です。

大事なことは、うまくできなくてもがっかりしないことです。しばらくは調子の波があり、調子が良くて作業が進む日とあまり進まない日があります。いずれ業務能力は上がっていきますので一喜一憂しないことです。また調子が良いとつい仕事を増やしてしまいますが、抱え込みすぎないようにしましょう。

自営業の場合は休職と復職が明瞭に分かれていないので難しいのですが、新たな販路の拡大や新規事業への進出などは、従来から行ってきた仕事が問題なく続けられるようになってから始めるようにしましょう。

Q **クリニックに復職後の支援プログラムはありますか?**

A 当院のリワークを修了して復職した方には、フォローアップの土曜デイケアを行っています。

毎月第三土曜日の午後に三時間のショートデイケアプログラムを組み、茶話会や認知行動療法の復習、軽いスポーツなどを行っています。特に茶話会は同窓会的でもあり、リワークに一緒に参加していたメンバー同士で社内では言えないグチを語って癒されるなどの効果があるため、土曜デイケアを楽しみに欠かさず参加する方も多いです。希望者にはリワーク担当医やスタッフの個別相談も行っています。

Q **会社の復職支援プログラムにはどのようなものがありますか?**

A [1] 復職前に行う支援プログラムと[2] 復職後のプログラムがあります。

1 復職前の支援プログラム

通勤訓練や試し出勤・リハビリ出社がありま す。朝の出勤時間に合わせて最初は自宅から職場の最寄り駅まで、次は職場の入り口まで、その次はオフィスまで、と徐々に近付いて慣れていきます。

また試し出勤では例えば図❹のように、徐々に職場の滞在時間を延ばして問題がないことを確認して復職を目指します。

公務員はこのような制度を条例で定めている自治体が多いです。ただし復職前に行われるため、給与や交通費は出ません。また業務はできない建前になっており、何もしないで職場にいること自体かなり苦痛なので、どのように過ごすかが課題です。

1週目：始業時間にオフィスまで行って帰る
➡2週目：昼休み前までいる
➡3週目：昼食を職場で食べてから帰る
➡4週目：15時まで職場にいる
➡5週目：終業時間までいる
➡6週目：復職！

図❹ 試し出勤の例

2 復職後の支援プログラム

復職直後は一日八時間ではなく六時間といった短時間勤務を認めてくれる会社がごく稀にありますが、通常は規定の就業時間（週四〇時間）をこなせることを復職の条件とする会社がほとんどです。復職後の支援プログラムとして、残業の禁止や休日出勤、出張、シフト勤務の免除などを三～六カ月間くらい設けている会社が多いです。

一方、通常の勤務なら用いることができるフレックス・タイムは復職支援プログラム中は使えない、残業ができないため定時時間内に無理にでも仕事を終わらせないといけないなど、かえって働きにくい面もあります。

Q

クリニックのリワークと会社の復職プログラムは併用できますか?

A

会社の復職プログラムの試し出勤・リハビリ出社とリワークを併用して行うこともあります。例えば次のように進めます。

図❺のように一～二カ月かけてリワークからリハビリ出社に徐々に移行していき、最後は週五日出社して復職につなげる方法で、市役所などの公務員では多いやり方です。ただし、リハビリ出社を週五日から始める規定を設けている会社の場合はこの方法は使えず、リハビリ出社開始と同時にリワークは終了します。

Q **復職後の有休はどうなりますか？**

A **就業規則によります**が休職前に有休を使い切っていると、新たに発生する次年度までは有休がないこともあります。また復職後、三カ月間は休まず出社できることを復職の条件にしている会社もあり、休職前よりかえって有休は取りづらくなることが多いです。

1週目：リハビリ出社2日・リワーク3日
➡2週目：リハビリ出社3日・リワーク2日
➡3週目：リハビリ出社4日・リワーク1日
➡4週目：リハビリ出社5日・リワーク終了
➡5週目：復職！

図❺　試し出勤とリワークの併用

Q　同僚や上司と復職後どう付き合えばいいですか？　宴会は行ったほうがいいですか？

A　うつ病での休職はもう珍しくないのですが、まだ腫れ物に触る扱いをされたり、「気合で直せ！」という上司もいます。ですから**今も通院を続けていることを伝えて「申し訳ないけど、帰ります」と一言**お断りして帰るようにしたほうがいいでしょう。

忘年会や歓送迎会などの宴会は意外と負担になります。またお酒は薬との関係で飲めないこともあるので「主治医から仕事が終わったら早く帰宅するよう言われてます」とか「飲酒はきつく止められてます」と明言して宴会は断っていいと思います。

Q　症状がなくなったので通院と服薬を止め、以前と同じように働いてもいいですか？

A　**うつ病は自分の調子の悪さを自覚しずらい病気で、**それは回復する時も同じです。業務能力が回復せず思うように仕事ができずにがっかりすることも多いです。それがまたうつ症状を引き起こすためもあって、うつ病はとても再発しやすい病気です。特に二回以上休職した人は通院を続け、薬も再発予防のために飲み続けることをお勧めします。通院と服薬の終了については主治医ときちんと相談してください。

Q 病前と同じ業務がこなせません。今のポジションではやっていけないと上司に言われてしまいました。どうしたらいいでしょうか？

A うつ病でもがん患者のように治療と仕事の両立支援がもっと広がることを望んでいます。例えば一日六時間の短時間正社員や、地位や待遇は下がっても同じ会社に籍が置けて働き続けることができるような制度や規定があれば長く働くことが可能です。

通常雇用から障害者雇用に転換して雇用を継続することも考えられますが、法律や制度、就業規則が整備されていない、労働慣行上難しい、そして何より待遇が下がることへの抵抗感が強いなどの理由で、ほとんど行われていません。しかし二〇一八年四月から障害者雇用の法定雇用率が民間企業で二・二％に上がったことを受け、全従業員に障害者手帳を持っているかを確認したり、メンタルヘルス不調による長期休職者を障害者雇用に転換するよう促す企業も出てきました。これは病気によるハンディを持つ社員にとって雇用を維持できるメリットがある一方、数字の上だけで法定雇用率を達成するために障害者雇用が利用されてしまう懸念もあります。また従業員にとっても待遇や給与が下がりますし、障害者への差別や偏見は根強く残っていることもあり、通常雇用の人が障害者雇用への転換を容易に受け入れるわけもなく、まだまだ多くの課題があります。

Q **復職した部下と会って話しましたが、すっかり元気になっていました。病気になる前と同じくらい仕事を任せても大丈夫ですか？**

A 一見、元気そうに見えても、業務能力は本人や周囲が思ったほどは回復してないため、復職直後は仕事が進まないことがよくあります。復職直後は元気な時の六〇%くらいの力と思って軽めの業務指示を出し、うまくできなくても強引にやらせない、できなくても叱らないことが大切です。順調ならば業務能力は数カ月かけて徐々に戻っていきます。

Q **うつ病の再発が早めにわかるサインはありますか？**

A **睡眠＝よく眠れるか**は再発のバロメーターになります。他には朝の気分不快や落ち込み、億劫さなど行動の低下、吐き気やめまいなどの身体的な症状など、初めて発病した時と似たような状態に陥った時も注意が必要です。夜間や土曜などは症状が出にくい、あるいは負担の少ない時間に通院することが多いので主治医が意外と再発に気づかないことがあります。同居している家族にも注意してもらい、心配な時は早めに主治医に伝えたほうがいいでしょう。またストレスだけでなく季節などの環境要因も大きく影響します。最初に調子が悪くなった時と同じ時期は特別な要因がなくても調子を崩すことがあるので注意しましょう。

Q

うつ病で復職した同僚が十分に仕事ができず、その穴を同僚の私が埋めていて大変です。仕事の量もそうですが、妙に親しげに個人的な相談もしてくるので、どう対処すればいいのか困っています

A

うつ病の**復職の大きな問題に周囲の負担が増えること**があります。特に発達障害のASD（第3章②参照）が背景にある人は周囲に配慮ができないので、同僚や上司の方が気を使ってしまい疲弊して、うつに追い込まれ休職することさえあります。

まずは同僚であるあなたが、会社の健康管理室の保健師さんや産業医に相談してみてはどうでしょうか？　一緒に働く苦労を聞いてもらうだけでも癒やされますし、専門家に相手の病理や職場での課題を説明してもらうと対処法のヒントが得られるかもしれません。また今後も困った時は相談できると思えるだけでも安心します。

7 失業・退職・転職——手続きとお金の話

A 退職と失業の問題

Q

退職したいです。もう今の会社で働くのは嫌になったので、今すぐ辞めたいです！

A

お気持ちはわかりますが、**なるべく籍は残して**休職制度や健康保険などの福利厚生を利用してその間に身の振り方を考えて次の仕事を探したほうが賢明です。

医療保険や年金など社会保障費の半額は事業主（会社）が負担し、残りの半額を従業員が自己負担することになっています。しかも通常は給与から自己負担分が天引きされているので、その半額を負担していることを普段は意識していません。

退職すると国民健康保険や国民年金に移行し加入しますが、その保険料と年金は全額自己負担となり、しかもいちいち自分から納入に出向かないといけないため、負担金が増えるだけでなく、重い負担をしていることを強く意識させられます。それ以外の福利厚生施設や制度の利用も含め、退職せずに会社に籍があるほうがきわめて有利です。

実は私も上司と大喧嘩して辞表を叩きつけて辞めたことが二回あり、辞めた時はすっきりしましたが、いざ退職してみるといかに社会保障に恵まれていたかを思い知らされました。なるべく辞表は出さずに粘りましょう！

Q

失業にはどんな問題がありますか？

A

社会での肩書、居場所、地位がなくなることは、収入を失うという経済的な面だけでなく、メンタルヘルス上にも大きな影響を与えます。多くの人は働くことによって自分の存在意義を見出しています。やはり人間は社会的動物ですから、世の中に自分の居場所がないとうまく生きていけないのでしょう。また家族と長く一緒にいることになるので、仕事をしていた時は隠れていた家族との問題が表に出てくる人もいます。

一般的に二〇〜三〇代の若い人は転職先が見つかりやすいですし、学び直しなど新たな局面を切り開く余裕もあります。また女性のほうが割り切りが早くダメージも少ないのですが、四〇〜五〇代の、特に男性は、もともと仕事以外の人間関係や世界が乏しく、肩書や職場での話し相手を失うダメージがより大きく、急な空白の時間を持て余して空虚感に襲われます。男性が女性の二倍以上も自殺者が多いのも、このことが関係していると思います。

Q

退職する時はいつまでに辞めると会社に伝えればいいですか？

A

退職届を出してから退職するまで一カ月と就業規則で定めている企業が多いです。民法第六二七条では「当事者が雇用の期間を定めなかったときは、各当事者はいつでも解約の申入をすることができる。この場合雇用は解約申入の後二週間を経過して終了する」とあります。

契約社員など期間の定めがある有期雇用契約を結んでいる場合は、退職願を出しても会社が認めてくれないと雇用期間終了まで辞められません。とはいえ実際に会社に行かなくなれば無理やり引きずり出しには来ないでしょう。ただし給与はもらえない可能性は高いです。

Q **どうしても仕事はしなくてはいけないものなのでしょうか？**

A もちろん収入がなくなる経済的な影響が大きいので働くということはありますし、人間は自らの社会での存在を仕事をすることで維持していくという面も確かにあるでしょう。ただ〝仕事〟を少し広くとって〝誰かの役に立つこと〟と捉えればボランティアや家事など、直接収入を得られないことでもいいと思います。ある程度、経済的に余裕があれば、**狭義の仕事から離れて自分の人生に目を向けてみたり**、専業主婦・主夫として家庭を中心にする時期があってもかまわない、と私は思っています。

B 退職後のお金――収入と手続き窓口

Q 退職後はどのような収入が得られますか？

A 主に以下の三つがあります。

1 退職金

手続きは人事・総務が行います。一度に大金をもらうので税金が心配ですが、退職金の税金は「退職所得」と呼ばれ、毎年の所得税とは別にされてかなり安くなります。定年退職や転職に限らず、勤めていた企業の倒産による未払賃金立替払制度により国からお金を受け取った場合も「退職所得」となります。

退職金の「所得控除」は他の所得と分けて計算し、「退職所得の受給に関する申告書」を勤務先に提出すれば退職金から源泉徴収されますので、確定申告をする必要はありません。

２ 傷病手当金を休職中にもらっていれば継続して支給される

休職して健康保険組合から傷病手当金を支給されている時は、受給開始から一年六カ月の間は退職後も継続してもらえます。用紙や手続きは変わることもあるので退職する時に確認してください。月に一回、主治医に意見書を書いてもらう（三〇〇〇円）のは同じです。

●**注意！**――傷病手当金は療養中で仕事ができない場合にもらえる制度です。一方、次の雇用保険は、失業した方が再就職できる能力・意思がある時にもらえる建前ですので、同時に両方は支給されず、どちらか片方しかもらえません。

３ 雇用保険（失業保険）

失業した場合の補償として雇用保険があり、公共職業安定所（ハローワーク）が事務手続きを行います。雇用保険は働いている間に事業主と労働者が折半で負担していて、直近一年間のうち六カ月以上働いていれば、被保険者であった期間が一〇年未満の方は九〇日、一〇年以上二〇年未満の方は一二〇日、二〇年以上の方は一五〇日の給付を受けることができます。

（例外：障害者雇用されていた人が失業した時は、一五〇日〜三六〇日の給付が受けられる）

失業保険は一言でいうと会社を辞めた時に、次の仕事を見つけるまでにもらえる手当です。もらうためには住所地のハローワークに行って「求職の申込み」を行い、退職する時に会社から受け取った離職票を提出します。

会社の倒産など会社都合の場合は、求職の申し込みを行った日から七日間が経過すればもらえますが、自分の都合で退職した時（自己都合）はさらに三カ月の給付制限期間があり、七日間＋三カ月を経過してから支給されます。なお、支給の開始日にかかわらず原則として離職した翌日から一年間までがもらえる限度です。手続きが遅くなればなるほどもらえる日数、金額が減っていくので、退職後はなるべく早く手続きをしましょう。

Q

失業保険を受給する時の注意点を教えてください

A

失業保険の受給はすぐに就職できる状態であることが条件になります。つまりうつ病で働けない時（傷病手当金を受給されている時など）は受給できません。そのような場合は最長三年間、本来の受給期間一年とあわせて四年間まで支給開始を延期して、働ける状態になった時にもらえるようにできます。ハローワークで支給開始延長の申請をしてください。

Q

失業保険の受給に必要な書類と手続きを教えてください

A

離職票（雇用保険被保険者離職票）と雇用保険被保険者証が必要で、雇用保険受給者初回説明会が指定の日時に開催されるので必ず出席してください。説明会では雇用保険をもらう際に重要な内容が説明され「雇用保険受給資格者証」、「失業認定申告書」が渡されます。同時に第一回目の「失業認定日」が知らされて、認定日から約一週間で失業保険が振り込まれます。また原則として四週間に一回、指定された日に失業しているこことを確認するためハローワークに行ってこの間にどのような求職活動をしたかを報告しなくてはいけません。

特に離職票はさまざまな手続で必要になりますので失くさないようにしてください。

Q

退職したとき、ローンはどうなりますか?

A

会社契約の金融機関で低利のローンを借りていると、退職と同時に一括返済義務が生じますので、注意してください。自分自身で契約している住宅ローンなどは、そのまま月々の返済を続けます。

Q

退職金や失業保険などを支給されても十分な収入が得られない時はどうすればいいですか?

A

障害年金があります。病気やケガをして治療をしても障害が残り、日常生活や仕事に支障が出た場合に支給対象となります。障害年金を二階建ての家に例えると、一階部分に当たる障害基礎年金、加えて二階部分に当たる民間企業の障害厚生年金、公務員や私学教職員の障害共済年金がありますが、以下に障害基礎年金について述べます。

支給される条件として、病気で初診したときに年金に加入していて納付すべき期間の三分の二以上、保険料を払い込んでいること、障害の状態が初めて医師の診察を受けた時から一年六カ月経過した時に障害の認定基準にあることです。一級と二級があります外来通院している人は二級を取れるかどうかです。精神障害の基準は必ずしも明確ではないのですが、精神疾患が原因で自分の身の回りのことをするのに他人の援助が必要な状態の場合、家庭内での簡単なことはできるが外での活動に援助が必要な場合も症状によってはもらえます。

認定される病気はうつ病、統合失調症、知的障害、発達障害、てんかんなどの精神の障害で、神経症に分類される適応障害、不安神経症、パニック障害、強迫性障害、パーソナリティ障害などの病名では認定されず、支給されません。

支給額は障害基礎年金二級で年七七万九、三〇〇円です（二〇一七年四月現在）。申請窓口は各市区町村国民年金担当課で、障害の程度や病名によりますが一～五年ごとに更新手続きが必要です。

Q 障害年金の申請手続きを教えてください

A 障害年金の申請には次の多くの書類が必要です。手続きがとても面倒で、また審査も厳しく長くなるため、申請を請け負う社会保険労務士事務所もあります。

- 医師の診断書（初診の一年六カ月～九カ月後の障害が固定された日付のもの一枚と、請求日現在の状態を表すもの一枚、計二枚）
- 受診状況等証明書
- 病歴・就労状況等申立書
- 年金手帳（基礎年金番号通知書）
- 住民票、戸籍謄本、戸籍抄本のどれか
- 障害年金の振込先の通帳（本人名義）のコピー

など

初診年月日がいつかに加えて、初診一年六カ月後の障害認定日の診断書（初診後一年六カ月～九カ月後の日付のもの）がとても重要です。また診断書は高額（例 初回申請診断書一万六、五〇〇円、現況届診断書一万一、〇〇〇円）ですし、かかった医療機関をすべて回って受診状況説明書をもらうなど手間もかかります。なお二〇歳未満に初診していれば保険料の払い込みが十分でなくても支給される可能性があります。

Q **障害基礎年金だけでは生活できません。**どうしたらいいですか？

A

生活保護があります。生活保護法によって規定される、国や自治体が経済的に困窮する国民に対して「健康で文化的な最低限度の生活を保障するため」保護費を支給する制度です。障害基礎年金などをすでに受給している場合は、最低限の保障額に満たない場合のみ生活保護を受けられます。

しかし、一九九五年に八八万人にまで減った生活保護受給者は景気の悪化から増加しており、一九九九年に一〇〇万人を超え、東日本大震災が起きた二〇一一年には二〇〇万人を超え、二〇一二年一一月現在、今まででもっとも多い二一四万七、三〇三人となり、生活保護支給総額は二〇一二年度で三兆七千億円を超える見通しで、政府や各地方自治体にとって大きな財政負担となっています。そのため受給額を減らしたり、受給対象者の見直しが行われており、審査は年々厳しくなり、地域によっては新たな受給が事実上制限されたり、打ち切りが問題になっています。

C 退職後の治療

Q **退職後も治療を続けますが、どのような手続きが必要ですか？**

A 健康保険証の切り替え手続きが必要です。

退職後に入る健康保険には三つの選択肢があります。保険料を比較の上、どれかに変更手続きをしてください。得な順は個人の事情や市区町村により違いますが、「扶養家族」になれるかは条件があります。保険証発行までには時間がかかるので、窓口で手続きの際に被保険者資格証明書をもらうと発行までの間保険証の代わりに使えます。

- 任意継続健康保険
  ：退職時までに加入していた健康保険組合や協会けんぽ等で手続き、退職後二年まで
- 国民健康保険
  ：市区町村の窓口で手続き

・家族の健康保険の被扶養者
：家族に頼み手続き

Q

治療費が高くなった場合に負担を減らす制度はありますか？

A

高額医療費制度と確定申告での所得税の還付制度があります。

1 **高額医療費制度**は医療機関や薬局の窓口で支払った三割の自己負担金が一定の限度額を超えると、健康保険組合や自治体等に申請すれば超えた分が払い戻される制度です。申請には病院や薬局の領収証が必要なので必ず受け取ってください。なお申請から支払いまで三カ月程度かかります。扶養家族も含めた世帯ごとに支給されるためご家族で合わせた額を申請できます。保険診療以外の自由診療や差額ベッド代には適用されません。なお、払い戻しの基準は所得税額（年収・標準報酬月額）によって五段階に区分されています。

2 **確定申告の還付制度**は本人および同居する家族が支払った年間の医療費の自己負担

額が一〇万円を超えた場合に、最高二〇〇万円まで超えた金額が所得から控除され、支払った所得税が多い場合は還付される制度です。

Q 退職しても自立支援医療制度は使えますか？

A 健康保険証の種類に関係なく使えます。精神科医療機関での治療と薬局の薬剤費の自己負担三割が一割に減免されます。

D 転職と再就職、障害者雇用

Q 転職活動ではうつ病と伝えたほうがいいですか？

A ケースバイケースです。病状が安定していて職場で特別な配慮が必要ないならば伝えないで就活するほうがいいです（クローズド就労）。何らかの配慮がどうしても必要ならば、病名よりも仕事をする上での課題と、どのような配慮が必要かを伝えて就活します（オープン就労）。うつ病などの精神疾患ではオープンにすると障害者雇用でない限り門前払いされる可能性があります。とはいえ現在は極端な人手不足で、うつ病の休職・退職者が増えていることもあり、仕事さえできれば気にしないで雇用する企業も増えてきました。この問題は働いている時に病気を職場へ伝えるかどうかのQ&A（49ページ参照）も参考にしてください。

Q

病気に配慮した働き方はありますか？　まだうつ病による集中力の低下が残っていて、どうしても週四〇時間は働けません。どうすればいいですか？

A

障害者雇用が考えられます。障害者雇用とは通常雇用とまったく異なる雇用形態で、転換は難しいですが、新たに就職する場合は主治医に頼んで手帳診断書を書いてもらい精神障害者保健福祉手帳を取得して障害者枠での就職が考えられます。

通常雇用では一日八時間、週五日の四〇時間の勤務が原則ですが、障害者雇用では一日六時間の短時間勤務を週五日、あるいは一日七・五時間勤務を週四日など週三〇時間の勤務が可能です。また二〇一八年四月から五年間の期間限定ですが精神障害者に限っては週二〇時間の短時間勤務でも一人の雇用とカウントされる特別措置も施行され、例えば一日四時間で週五日、一日五時間で週四日の勤務でも良いことになります。むろん給与など待遇が下がることは受け入れる必要があります。

障害者のための職業訓練や相談を行っている就労移行支援事業所、障害者職業センターなどの支援機関、障害者に特化した就職先の紹介や相談を行っているハローワークの専門援助部門を利用したり、障害者合同企業説明会に参加して就職を目指します。二〇一八年四月に民間企業の障害者雇用率がそれまでの二・〇%から二・二%に引き上げられ、雇用率達成のために障害者を積極的に雇用する企業が増えてきました。また障害者雇用の水増し問題が明らかになった中央省庁などの役所でも、臨時の国家公務員採用試験を実施するなど、多くの障害者を雇用するようになっています。

Q **社会保障制度によって窓口が異なるようですが、まとめて教えてください**

A 巻末の付録「働く人が知っておくと役立つ社会保障制度」（表1）に窓口をまとめました。

Q **働いている人のうつ病の回復までの経過と対応をまとめて教えてください**

A 次ページの図❻「働く人のうつ病の経過と対応の流れ」のようになります。

図❻ 働く人のうつ病の経過と対応の流れ（①は個人、②は職場に関する項目）

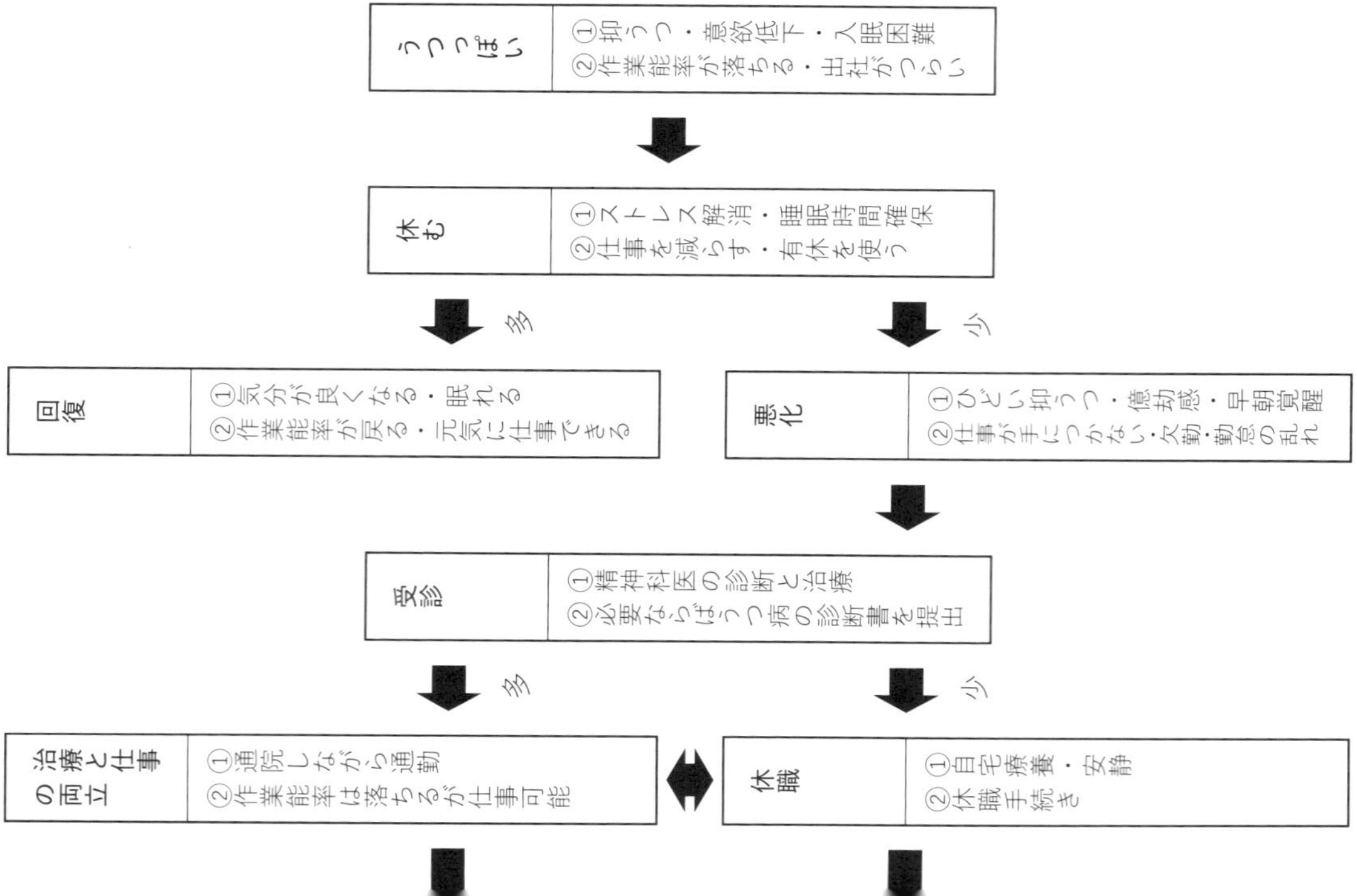

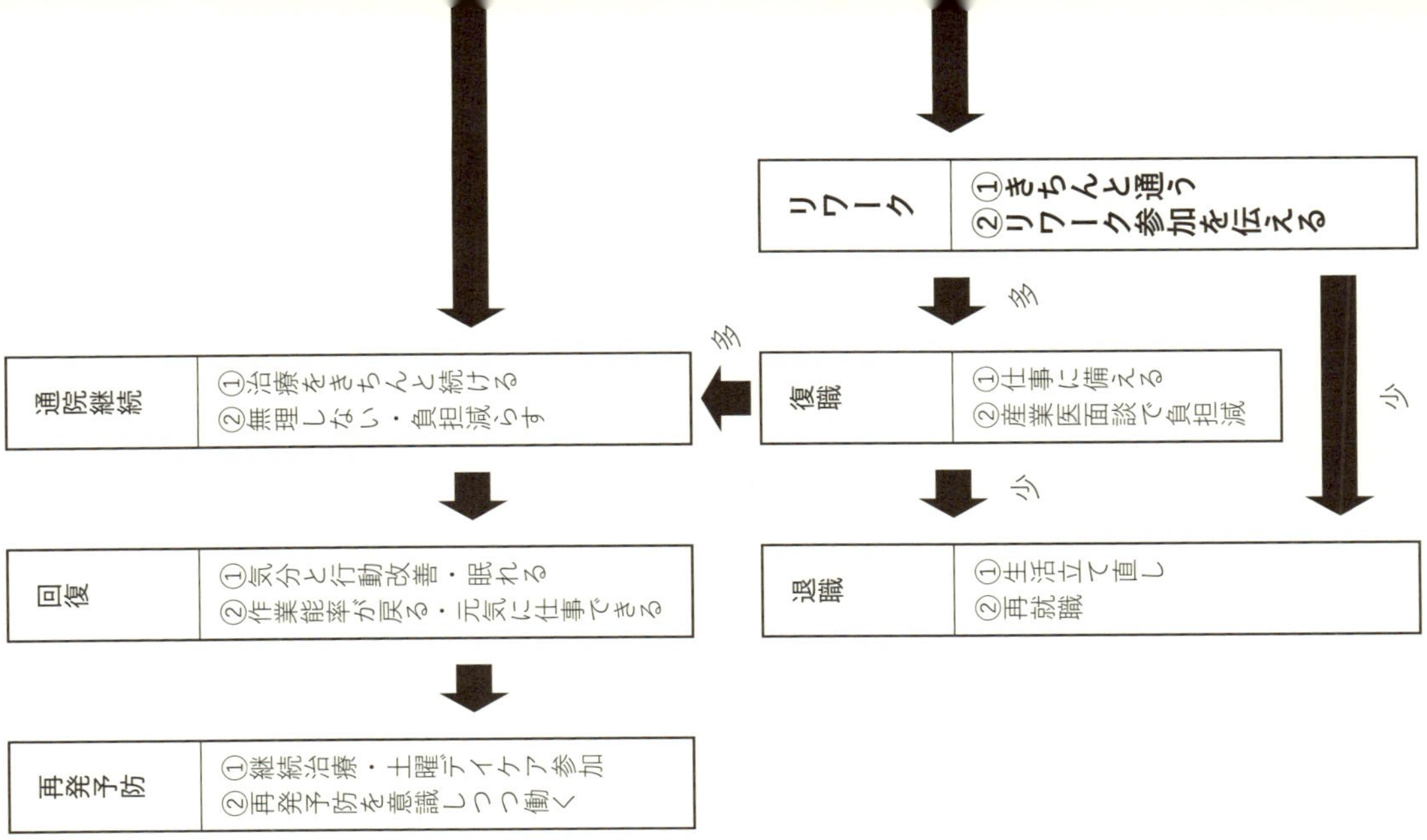
リワーク
①きちんと通う
②リワーク参加を伝える
多
少
復職
①仕事に備える
②産業医面談で負担減
多
少
退職
①生活立て直し
②再就職
通院継続
①治療をきちんと続ける
②無理しない・負担減らす
回復
①気分と行動改善・眠れる
②作業能率が戻る・元気に仕事できる
再発予防
①継続治療・土曜デイケア参加
②再発予防を意識しつつ働く

第3章

仕事を休むこころの病気

職場ではどのように困るのか

うつ病と適応障害などの病気について、
職場や日常生活のどんな場面で
どのように困るのか、
本人だけでなく周囲にどんな影響を及ぼすのか、
どのような配慮が必要かなどを
具体的に述べます。

①　うつ病

A　うつ病と欠勤・休職

Q　うつ病とはどんな病気ですか？

A　うつ病は慢性疾患で、治療は長期戦となります（症状については後で詳しく述べます）。インフルエンザのように症状は激しくとも普通なら後腐れなく治るような病気ではなく、高血圧や糖尿病のように長期間、付き合っていかなければならない病気です。うつ病との付き合い方を学んでいく、というスタンスで臨んでください。

Q　うつ病の原因は何ですか？　どうしてなってしまうのですか？

A

うつ病はその原因から次の三つに分けて考えてきました。

1. 身体の病気や薬の副作用など明確な外因で起きる**身体因性うつ病**。
2. 明確な要因がないのに、起きてしまう**内因性うつ病**。
3. 職場での人間関係やトラブルなどのストレスが原因で起きる**神経因性うつ病（心因性うつ病）**。これは抑うつ神経症と呼ばれ、**抑うつを伴う適応障害**とも考えられる。

どれも落ち込んでいる時の〝うつ状態〟を見るとさほど差がありません。精神科医はまず1. の身体因をチェックし、2. は遺伝的な背景もあるので家族歴を丁寧に聞いて、それから3. のストレス状況を見定めていきます。私は働いている社会人の患者さんを主に診るため、3. の人が多いです。とはいえ1. 2. を見逃さないように注意しています。

Q どんな身体の病気や薬でうつ病になるのですか？ 治療はどうすればいいですか？

A

頭の血管が詰まる**脳梗塞**では麻痺や失語などの後遺症とともに〝うつ〟状態に陥ります。また**がん**ではかかったことによる精神的なダメージによって〝うつ〟に陥ることがよくあります。多くの病気、腎不全や糖尿病、高血圧でも、その経過中にしばしば〝うつ〟に陥ります。また病気ではないですが女性の出産後のうつ病は頻度も高く特に注意が必要です。新聞やネットで「病気が良くならないことを苦にして」とか「育児がうまくいかないことに悩んで」という自殺の報道をよく見かけますが、病気そのものに加えこの〝うつ〟を併発したことによると考えられます。

薬ではC型肝炎の治療薬**インターフェロン**の副作用による〝うつ〟症状は大きな問題になっています。そもそもインフルエンザになってとても気分が悪くなるのも抗ウイルス物質であるインターフェロンが体内で分泌されるせいではないかという専門家までいます。女性ホルモン剤、副腎皮質ステロイド、いくつかの降圧薬、その他の薬にも〝うつ〟の副作用を持つものがあります。

うつ病の治療は元の病気の治療や薬を止めたり減らせるのならばそれが最優先です。とはいえそれが簡単ではないので、このような時は診てもらっているお医者さんに気分の落ち込みを訴えて、精神科医を紹介してもらうことも考えてください。

Q **女性のほうがうつ病になりやすい**と聞いたのですが本当ですか？

A

意外と思われるかもしれませんが、うつ病は女性のほうが多いのです。生理前に情緒不安定になる**月経前症候群**の中には〝うつ〟を訴える方も多いですし、中年になって発汗やのぼせ、動悸といった自律神経症状に悩む**更年期障害**に〝うつ〟を併発することはとても多いです。**出産直後のマタニティブルーや、出産から数カ月後にかかる産後うつ病では**「子育てに自信がない」と自殺したり、子どもと無理心中してしまう可能性があるので特に注意が必要です。二〇一五〜二〇一六年の二年間に死亡した妊産婦三五七人の中で自殺は一〇二人と全体の三割を占め死因のトップだったという調査結果が国立成育医療研究センター研究チームが発表しています。出産というめでたいことの後で、どうしても育児や赤ちゃんだけに注意が向いて気づきにくいので、ご本人だけでなく夫や両親など周囲の人も注意してください。これら女性の〝うつ〟には女性ホルモンの増減が大きな影響を与えています。

Q うつ病になりやすい性格はあるのですか？

A

以前は小心で生真面目で、きちんとして、秩序を愛し、凝り性で几帳面で仕事熱心、その一方ちょっと強迫的、完全主義的すぎて、周囲との関係に気を遣いすぎるが、出しゃばらないためあまり偉くはなれない〝**下田の執着性格**〟が躁うつ病になりやすいのではないかと注目されていました（一九二九年に報告した精神科医の下田光造による）。ドイツのテレンバッハ（Tellenbach）も**メランコリー親和型性格**（Typus Melancholicus）、すなわち几帳面で責任感のある生活態度を重んじ、秩序があって初めて安心して生活を送るような性格傾向がうつ病の背景にあるとしています。ただし、最近話題のいわゆる「新型うつ病」の方の性格傾向は少し異なるので180ページで詳しく述べます。

私個人は、実際の診療ではおよその性格傾向を把握するくらいにして、特定の性格とうつ病を無理には結び付けない、要は誰でもうつ病になる可能性があると思って対応しています。そうした犯人探しよりも、職場や家庭にどのような問題があるか、業務内容や時間、生活環境といった具体的な要因を重視しています。

Q **うつ病の症状をまとめて教えてください**

A

大きく1 気分の問題、2 行動の問題、3 身体症状に分けて考えます。

1 気分の問題

日常生活では、落ち込んで訳もなく悲しい、いつも急かされているようで焦って落ち着かない、細かいことが気になって不安になる、今まで楽しかった趣味や友達と会っても楽しくない、例えば男性なら乃木坂48、女性なら羽生結弦君のイベントに行っても心ときめかない、キュンとしない、そもそも人が大勢いる会場まで行く元気もなくなります。人間関係でも、普段なら気にならないちょっとした一言がこたえ、何を言われても自分がいけないから非難されていると感じ、何でも悪く受け取るようになります。

仕事でも上司や同僚のちょっとした一言がこたえます。「製品が売れないのは営業マンとしての自分の力不足だから」とか「開発担当の私のアイデアが貧困だから新製品の開発ができず、同僚に申し訳ない」など、何でも悪いほうに受け取る認知の歪みが生じます。しまいには実際には十分な貯えがあるのに「働けなくなって収入がなくなりホームレスになってしまう」とありえないことを信じて落ち込む貧困妄想に陥る人もいます。

②行動の問題

日常生活では何をするのも億劫でしんどくなり、倦怠感も強くなり動けなくなります。たとえ楽しめる気持ちが残っていても、友達と会ったりイベントに行く元気がなくなり、家にいて有り余った時間を悶々として過ごします。大きな問題は決断力が落ちることで、無理に選択をすると大抵は悪いほうを選んでさらにドツボにはまります。

仕事でも集中できずに作業能率が落ちます。億劫さが進むと何かを行うハードルがどんどん高くなり、特に新しい業務、いつもと違う環境や手順で仕事をすることがつらくなります。相対的にいつもしているルーチンの作業はまだできます。そのうち通勤で混んだ電車に乗るのがエベレストを登るようにつらく感じてきます。一方、焦燥感が強くなり訳もなくオフィスをうろうろして同僚に呆れられる人もいます。また関心や注意の幅が狭くなり、ある一点だけにしか配慮が行き届かなくなるので、例えばプラダのバッグを持って濃い化粧はしていても髪はボサボサ、汚れた靴を履くなどチグハグした外見で出社するようになります。

もっとひどくなると自宅でも家事はおろか日常的な身の回りの配慮もできなくなり、

下着を変えない、顔を洗わない、風呂に入らない、歯を磨かないなど不潔になります。ここまでくると外出はできずに自室に閉じこもり、電話に出たりＬＩＮＥ、メールの返事も返さなくなるので、一人暮らしだと「死んでいるんじゃないか」と心配されます。実際、うつ病で自殺する人もいるだけに深刻です。

③ 身体症状

一番大きな問題は眠れないことです。寝付けない入眠困難と夜中に起きる中途覚醒、早朝に起きて悶々とする早朝覚醒があります。睡眠時間もそうですが、睡眠の質が落ちるために寝た気がしなくなり、朝の爽快感がなくなり、起きた時は地獄にいる気分です。これらは昼間の活動モードで働く交感神経から夜間の休養モードで働く副交感神経優位への切り替えがうまくいかなくなることが関係します。うつ病は、この切替スイッチの支障が起きてしまい、休める時間があっても休養モードに切り替わらず、安らげず眠れなくなるため疲労が蓄積して疲弊します。

さまざまな身体症状も出てきます。気持ちが悪くて吐き気がして食欲が落ちる、反対に過食になって訳もなく食べ続ける人もいます。急にドキドキする動悸、身体がだるくて疲れやすい易疲労感、頭痛や肩こりがひどい、めまいなどさまざまな症状にも悩まされます。こうした身体症状が主に出てくるうつ病を〝仮面うつ病〟と呼び、内科、耳鼻科などを受診し検査を受けますが異常は見られません。
ついにはちょっとした体調不良、例えば咳が出れば肺がんではないかと心配して、ドクターショッピングを繰り返す心気妄想にまで陥る人もいます。

トピックス

危ない！――睡眠時無呼吸症候群（SAS：Sleep Apnea Syndrome）

うつ病に限らず多くの病気で睡眠に影響が出ますが、特に仕事をする際に大きな問題になるのが睡眠時無呼吸症候群です。太っている人に発症することが多いのですが、下顎が小さい小顔の人、下顎が後方に引っ込んでいる人も要注意です。こういう人は寝ている時に気道が塞がって呼吸が一時的に停まり、苦しくて目が覚めて深い眠りが取れずに日中の眠気でトラブルを起こします。二〇一二年群馬県藤岡市の関越自動車道で起きた乗客七名が死亡したツアーバス事故、二〇〇三年山陽新幹線での運転士の居眠り運転などもSASが原因でした。

Q

うつ病は一日の中で症状の変化はありますか？

A

朝起きた時が一番調子が悪く、夕方から夜になると少しマシになる〝日内変動〟があります。これがうつ病かどうかの目安の一つになります。午前中はひどい気分で億劫になり受診さえもできないが、夕方に回復して、夜間診療にはなんとか受診できる人もいます。

良い日と悪い日の差が大きいこともあります。特に良くなっていく回復期は、良い日があるだけに次の日が悪いと、とてもがっくりしてそれがまた落ち込みにつながります。良くなったり悪くなったりを繰り返しながら、良い日が徐々に増えていき、朝の調子が悪い日内変動も解消していくことを知っておくと役立つでしょう。

Q

季節や天気などはうつ病と関係しますか？

A

季節性感情障害といって、特に原因がなくとも毎年秋になると気分が落ち込む病気もあります。そこまでいかなくても日照時間が減る秋の時期はうつ病が増えます。自殺者数が秋田や青森など日本海側に多いのも日照時間が少なく、うつ病になる人が多いせいだとも言われています。またうつ病に限りませんが、台風や低気圧など気圧が下がると頭痛がしたり、めまいがするなど天候によって気分が悪くなったり体調を崩す人も多くいます。

Q うつ病はどれくらい続くのですか？

A

個人差がとても大きいです。神経因性うつ病ならストレスが、身体因性うつ病なら身体の病気が治らないとずっと続くことが多いです。また、たとえ、その原因が解消されてもすぐには良くならず、数カ月は落ち込んだ気分が続き、生活や仕事に多大な支障をきたします。以前「うつ病はこころの風邪」とアピールされましたが、風邪のように一週間で治るわけもなく、数カ月～年単位のずっと深刻な病気です。また一旦は良くなるのですが再発することがしばしばあるので、再発予防がうつ病治療の大きなテーマです。そのためにリワークが役立ちます。

Q

うつ病と通常の気分の憂うつ・うつ状態はどう違うのですか？　どうなったらお医者さんを受診したほうがいいのか教えてください

A

次の表❶を参照してください。

「自分の認識」［＊］を詳しく述べると、自分の調子が悪いことを自覚できる、つまり「調子が悪いから無理しないで休もう」とか「気分転換に仕事から離れて温泉でリフレッシュしよう」など、それ以上自分を追い込むことなく適切な対応ができる、要はフィードバックが働いて、休養によって元の状態に戻る方向に自ら向けることできるならば専門家による治療を必ずしも受けなくても、あるいは治療を受けながら仕事を続けることができます。

一方、うつ病では自分の調子が悪いことすら自覚できなくなります。調子が悪く能率が落ちて仕事が捗らないのに、その分を無理に補おうとかえって長時間残業をしたり、休日出勤をしたり、家に持ち帰ったりします。しかし、能率は上がらず、かえってミスが増えて仕事がこなせなくなり、ますます落ち込んで無理をしてしまう負のスパイラルに陥ります。

表❶　うつ病と通常の気分の落ち込みの違い

	うつ病	通常の憂うつ・うつ状態
抑うつの強さ	ひどく塞ぎこみ、状況に左右されない	状況によって変化する
きっかけや誘因	特に何もなくても発症することがある	何か思い当たる原因がある
自分の認識*	調子が悪いことさえわからない	自分で自分の調子が悪いことを自覚できる
持続期間	2週間以上、月単位で続く	数日と短く、休むことで回復する
業務への影響	かなり支障が出て仕事ができなくなる	一応はできる
趣味や気晴らし	楽しめたことも全然楽しくなくなる	気晴らしになって回復の助けになる
対人関係の影響	親友とも会いたくない・引きこもる	親友と話すことで気が紛れる
1日の中の変動	朝が悪く夜はマシな日内変動がある	1日中同じであまり変化がない
自殺の危険性	死にたい気持ちが強く自殺の危険性が大きい	自殺の危険性は少ない

Q うつ病かどうかがわかる検査はありますか？

A **血液検査や画像診断などではうつ病はわかりません。**最近、うつ病と躁うつ病、統合失調症が鑑別できるとされる「近赤外光を用いた光トポグラフィー」による脳の画像診断が脚光を浴び保険診療まで認められましたが、検査自体の信憑性に疑問が提示されており、私個人もそれほど有用な検査ではないと思っています。

なおＳＤＳ（Self-rating Depression Scale：自己評価式抑うつ性尺度）やＣＥＳ－Ｄ（The Center for Epidemiologic Studies Depression Scale：うつ病自己評価尺度）などの自分自身で設問に答える質問紙法の検査法は、健康診断などでのスクリーニング検査として、うつ病の可能性がある人をピックアップして、専門家による診察に結びつけるためには意義がありますが、その検査だけでうつ病と診断できるわけではありません。

Q うつ病の程度がわかる目安はありますか？

A **睡眠は指標になりえます。**どれだけ眠れるか、熟眠感があるかなどは、症状の重さや回復、治療の効果の指標として重きを置いています。睡眠時間もそうですが、眠りの質が改善すると朝の気分が回復してくるので、良くなっていることが実感できます。

Q 職場でうつ病はどのような影響が出ますか？

A **作業能率や業績は大きく落ちます。**失敗するのではないかと物事を悪いほうに考える、細かいことが気になってイライラする、いつも急き立てられているようで不安で焦ってしまう、やろうと思ってもなかなか仕事を始めることができない、根気がなくて続かない、何事にも億劫になり、決断力が落ちて決められないなど業務に大きな影響が出ます。さらに同僚が気を使って話しを早めに切り上げると見捨てられたように感じて落ち込んだり、何事も悪く受け取ってしまい、人間関係も悪くなるなどとても面倒な人になることもあります。こうしたことや業務能力が落ちた人のフォローのため、周囲も大きな影響を受けます。

Q

職場の人はどのようなことから〝うつ〟だと気がつきますか？　またどのように受診を勧めればいいですか？

A

一般的には業務能率が落ちた、遅刻・欠勤が増えたなど仕事の問題をきっかけに、〝うつ〟に気がつくことが多いと思います。また職場に来ていても表情が暗くなった、たいしたことではないのに泣いたり怒ったり感情の起伏が激しい、落ち着かない、イライラして歩き回ることが増えた、冗談を言っても笑わない、口数が減ったなど様子の変化で気づくことも多いようです。こうしたことは自覚しづらいので、受診を勧める時は**欠勤日数や遅刻回数、低下した業務達成率など具体的な数字をあげて**、休養を勧めたり、健康管理室への相談、医療機関の受診を優しく促すといいでしょう。

Q

うつ病と適応障害の違いは何ですか？

A

同僚の前で上司に強く叱責された、残業が一〇〇時間を超えた、クレーム対応で疲弊したなど、明確なストレス因があってうつ状態に陥ったが、職場から一旦離れて休養を取ったら速やかに回復した場合は適応障害となります。一方、特に何もなくても抑うつに陥る、毎年同じ時期に症状が出る、ストレスがなくなっても抑うつがいつまでも回復しないなど、個人の要因のほうが大きい場合はうつ病ということになります。

とはいえこの**両者の違いは必ずしも明確ではない**ため、「職場要因vs個人要因」と二者択一に考えるのでなく、両方の要因を考えていく必要があります。職場のストレスが原因で調子が悪くなり適応障害とされていた人が、異動してストレス要因がなくなってもうつ症状が続き、実はうつ病だったということはよくあります。

Q

適応障害の予防や対策は職場環境の改善が重要になるということですか？

A

どんな部下が来ても毎回必ず休職に追い込んでしまうという上司の方もいます。そのような場合は休んだ本人よりも上司のほうをなんとかしないといけません。とはいえ上司の対応をまったく気にしないで平気で業績を上げてしまう人もたまにいるので、職場環境の評価と改善は難しいところです。

Q

うつ病と一緒によく見られる合併症や病気はありますか？

A

第3章③で述べる**アゴラフォビアやパニック障害、社交不安障害といった不安障害、強迫性障害**がしばしば合併します。なかでも**対応が難しい問題がアルコール依存症**です。

コラム 酒は百薬の長？

皆さんお酒は好きですか？　私はクリニックの診療を夜七時で終えて駅まで飲み屋街を通って帰るのですが、いつも仕事帰りのサラリーマンで満員です。でもお酒はさまざまな問題を起こします。酒を飲んで暴れる複雑酩酊、新歓コンパでの急性アルコール中毒、そしてアルコール依存症です。

アルコール依存症とうつ病は合併しやすく、アルコール依存症の人にうつ症状が見られる場合と、うつ病の人が気分を紛らわすためにお酒に頼って依存症に陥る場合があります。

アルコール依存症というと「昼間から酒を飲んで酔っぱらい、路上で寝て、呂律が回らなくなって、まともな生活を送れなくなる人」というイメージがありますが、一見普通に仕事をしていても、実は朝や休日の昼間から飲んでいて、お酒なしでは暮らせないという人が大勢います。周囲も本人でさえもアルコール依存症とは気づかない、あるいは認めたくないだけです。

そのまま何もしないで進んでいくと、いずれは家族や同僚との関係に破綻をきたし、仕事にも影響が出て休職や退職まで追い込まれます。

アルコール依存症に対しては飲酒を減らすための新薬も出て治療の幅が広がり、自助グループである断酒会やAA（アルコール・アノニマス）への参加が役立つのですが、アルコール依存症は〝否認の病〟と言われ病気と認めずに治療を受けつけない人がとても多いのです。まず〝自分がお酒による深刻な問題を抱えていて第三者の支援が必要だ〟という問題意識を持つことが治療のスタートです。

Q **診察でうつ病の方に特に気を使っていることはありますか？**

A 患者さんの中には、話し出すのに時間がかかったり、何かを考えたり思い出すこと自体に苦痛を感じる人もいます。面接自体がつらい場合は診察を短時間に留めたほうが良い場合もあり、基本的にはイエス、ノーや数字で答えられる（クローズド・クエスチョン）ようにして、**必要最低限の項目に絞って短めの診察**にします。

Q うつ病の治療の基本方針はどのようなものですか？

A

うつ病はよくエンジンがオーバーヒートした状態に例えられますが、そうするとまずはエンジンを止めて冷やすこと、**一番重要なのは休養すること**になります。休み方については第2章にまとめました。自営業の人や高額の借金を抱えていて、どう考えても絶対に休めないような人の場合はどうすれば休まずに凌げるかを考えますが、精神科医としても苦労します。

治療での基本的スタンスは、うつ病というつらい状況にある苦悩を理解すること、しかしその苦しさはいずれは改善できると伝えて希望を持てるようにすることです。また睡眠が取れると気分的にもだいぶ楽になるので、まずはよく眠れるようにしてあげることを考えます。

Q 時期によってうつ病への対応や治療は変わるのですか？

A

うつ病は、活動する時に優位な**交感神経**と休む時に働く**副交感神経の切り替えスイッチがうまく働かなくなり**、「働く」⬇「休み」に、また反対に「休み」⬇「働く」にスイッチを切り替えることに支障が出ます。休みが必要な急性期には興奮して休めないため、しっかりと休むようにと伝えて〝休養〟にスイッチが切り替わるよう促します。復職できるほど回復してきた時は反対に「休み」⬇「働く」にスイッチを切り替えられるよう背中を押し復職を促します。このように時期に応じたメリハリの利いた対応が重要で、これは精神科医に限らず家族も同じです。よく「うつ病の人を励ましてはいけない」と言われますが、これは抑うつ感がひどく休養が必要な時は安易に励まさないように、という意味で、ある程度回復して復職の準備をする時は、ごく普通に接して「さあ頑張ろう」と背中を押してかまいません。〝うつ病は励ますな神話〟にこだわる必要はありません。

Q

うつ病でカウンセリングを受けようと思うのですが、注意点はありますか?

A

〝うつ〟があまりにも重い急性期は、内省を促したり内面を積極的に表現させるカウンセリングや心理療法は、自分を見つめすぎることにつながり、抑うつ感や自殺したい気持ちを助長してしまうので避けるべきです。第1章②で述べた認知行動療法は確かにうつ病に有効な治療技法ですが、やはりうつ症状が重い急性期は課題をこなすこと自体がしんどくなるため、無理に行うべきではありません。私は、認知行動療法は回復期や再発予防のために有効な技法と割り切って用いています。他の心理療法、薬物療法、リワークなどのリハビリテーション・プログラムなど、**どのような治療法も適応と限界、適切なタイミングと禁忌**（行ってはいけない状態）があります。すべてのうつ病のあらゆる時期に効く万能の治療法はありません。どんな症状にも効くとか、すべての病気が治るとか、これは奇跡だ！　という治療法は心理療法でも薬でもサプリメントでもインチキだと思ったほうが良いでしょう。

その人の状態、うつ病の段階、家族や職場環境など、それぞれの状況に合わせたオーダーメイドの対処法や治療を考えていくことが大切なのです。

Q **うつ病の薬にはどのような種類がありますか？　薬物療法はどのような位置づけですか？**

A **うつ病治療の一つの柱が薬物療法ですが、**ここではごく簡単に述べます。通常は表❷のA、B、Cを組み合わせて用いますが、双極性障害ではDとEが主に用いられます。

なお不眠や不安、動悸などの症状に対してのBの抗不安薬や、Cの睡眠導入薬は比較的早く効き、飲んだその日から効果が期待できますが、連用すると効きが悪くなることもあり、頓服にするなど服用にメリハリを付けることが望ましいです。Aの抗うつ薬は副作用はすぐに出るのですが、本来の効果が出るまでには一〇日から二週間ほど時間がかかり、ある程度の期間、連続して服用しないと効かないという弱点があります。また過剰勤務やパワハラなど職場環境が大きい適応障害の場合はそれを是正するのが第一で、そうした原因がはっきりしている時は抗うつ薬はあまり効きません。

要は病態に合わせた適切な薬物の選択、量と飲み方に配慮した服用が大切で、主治医からよく説明を受けてください。個々の薬剤の特徴や副作用などについては、多くの本がありますの

表❷　うつ病で用いられる薬

A. うつや不安に効果がある抗うつ薬（SSRI：選択的セロトニン再取り込み阻害薬、SNRI：セロトニン・ノルアドレナリン再取り込み阻害薬、三環系抗うつ薬など）
B. 抗不安薬（ベンゾジアゼピン系、その他）
C. 睡眠導入薬（ベンゾジアゼピン系、その他）
D. 気分安定薬（リチウムなど）
E. 抗精神病薬（非定形抗精神病薬）

で、それらを参照してください。

Q **いつまで薬を飲み続けなければいけませんか？** いつ止めたらいいでしょうか？

A 薬は飲み始めと違って、いつ終わりにするかの基準が明確ではありません。初回のうつ病のエピソードでは、症状がなくなり日常生活を普通に送れるようになり（精神科医は〝寛解〟と呼びます）就労できるようになり、しばらくしたらどこかで薬を止めることを検討します。とはいえうつ病は再発しやすい病気なので、複数回にわたってうつ病を繰り返している場合は症状がなくなって寛解した後も、少量の抗うつ薬を再発予防のために服用し続けるよう勧められることが多いです。

薬を止める時は自己判断ではなく、主治医とよく相談してください。

Q **うつ病はどのように回復して**いきますか？　どんなことに注意するといいですか？

A

回復する過程では、次のような傾向があります。

- ジグザグを繰り返しながら少しずつ良くなる
- 自分で感じている回復具合よりも、実際に物事を処理する力＝業務能力は、なかなか回復しない
- 会社は主治医や本人が思うより高い回復を求めるため、そのギャップに悩むことがある

調子の良い日があるかと思うと、次の日は悪いことがよくあり、また悪くなったと落ち込む方もいますので「**症状は一進一退で、ジグザグを繰り返して徐々に回復します**。良い日の後に悪い日もあるけれど、だんだん良い日が増えてくるのでがっかりしないでね」と私は伝えています。また良くなったと思っても、業務能力の回復はそれについていかないため、職場に復帰して与えられた仕事をやろうとしても思ったほど進まず、何かをすると予想以上に疲れます。そのため復職当初は仕事を減らして、休日は予定を入れずに好きなことも短時間に抑えて、休養、特に睡眠時間を十分に確保することです。

抑うつ感や不安感がほとんどなくなってきても億劫な感じは多少は残るので、日常生活ではなるべく**決断や判断しなければいけないことは避け**生活をルーチン化すること、例えば財布やスマホなどはいつも同じポケットに入れ、出社する時もいつも同じカバンで同じものを持つほうが楽です。

Q

うつ病が回復した時はどのようなことから始めればいいですか？

A

まず**慣れ親しんだ好きなことから始めます**。そもそも慣れ親しんだ趣味や場所、行動はあなたに合っていたから続けられたのでしょう。新しく始めることよりあなたに向いているはずです。温泉に行くのも良いですが、長い旅行は避けて日帰りにするか、せいぜい一泊にしたほうが無難です。

回復期は動けるようになり、また好きなことも少しは楽しめるようになっているでしょうが、すぐに疲れますし、釣りでも将棋でもカラオケでも「病気になる前と比べてうまくできない！」とがっくりします。でも一カ月前にやっても楽しめなかったうつがひどかった時期を思い出して回復を感じてください。いずれは前のようにできるようになる、と自分を慰めて一喜一憂しないことです。

Q

うつ病の一番の問題はなんですか？

A

自殺です。うつ病になると、たとえ家族や親友がいても「誰もつらさをわかってくれない」と強い孤独を感じます。親しい人がもともといない人は、生活を支えてくれる人がいないためますます孤独が深まります。また自分自身への評価が極端に下がり、将来への希望もまったく感じられなくなって「こんな自分は生きている価値がない」と自分の存在自体に意味を見出せなくなり、「自分なんかいないほうがいい、消えてしまいたい」となって、自殺を実行する可能性があります。毎日のように電車への飛び込み自殺などの交通情報を目にしますが、はじめから自殺するために駅に向かう人だけでなく、家を出る時はその気がなくてもホームで待っている間に衝動的に飛び込みたくなることもあります。

このような自殺の危険性が高い場合は入院治療も検討します。うつ病の入院治療の最大の目的は自殺予防と言ってもいいくらいです。

Q うつ病は治りかけに自殺が多いと聞きますがなぜでしょうか？

A

気分の回復と行動の回復がずれることがあり、そのことから説明できます。

図❶は気分の問題と行動の問題をそれぞれ「良い」、「悪い」に四分割した図です。それぞれ上段が気分（「死にたい」⬍「生きていたい」）、下段に行動の問題（「実行できる」⬍「実行できない」）を表示してあります。左下のAが健康な状態、右上のDがうつ病がもっとも重い状態になります。うつ病が重いDの時は、死にたい気持ちは強いのですが、それを実行する行動力も落ちているので自殺を実行することもできません。このDの状態から回復するときはD⬇Aのように一足飛びではなく、D⬇B⬇AまたはD⬇C⬇Aのように気分と行動がずれることがよくあります。

D⬇C⬇Aの順で回復する人がCの状態の時、すなわち気分の落ち込みと死にたい気持ちが残っているのに、行動の問題は改善していると〝外出できるほど動けるようになって電車に乗るためにホームまで行くことが可能で、しかも、飛び込みたくなる気持ちが残っている〟という自殺を実行できる状態になってしまいきわめて危険です。ご家族や周囲の人は、回復して動けるようになったことは喜んでいいのですが、頭の片隅に自殺の危険性を置いて注意を怠らないことです。

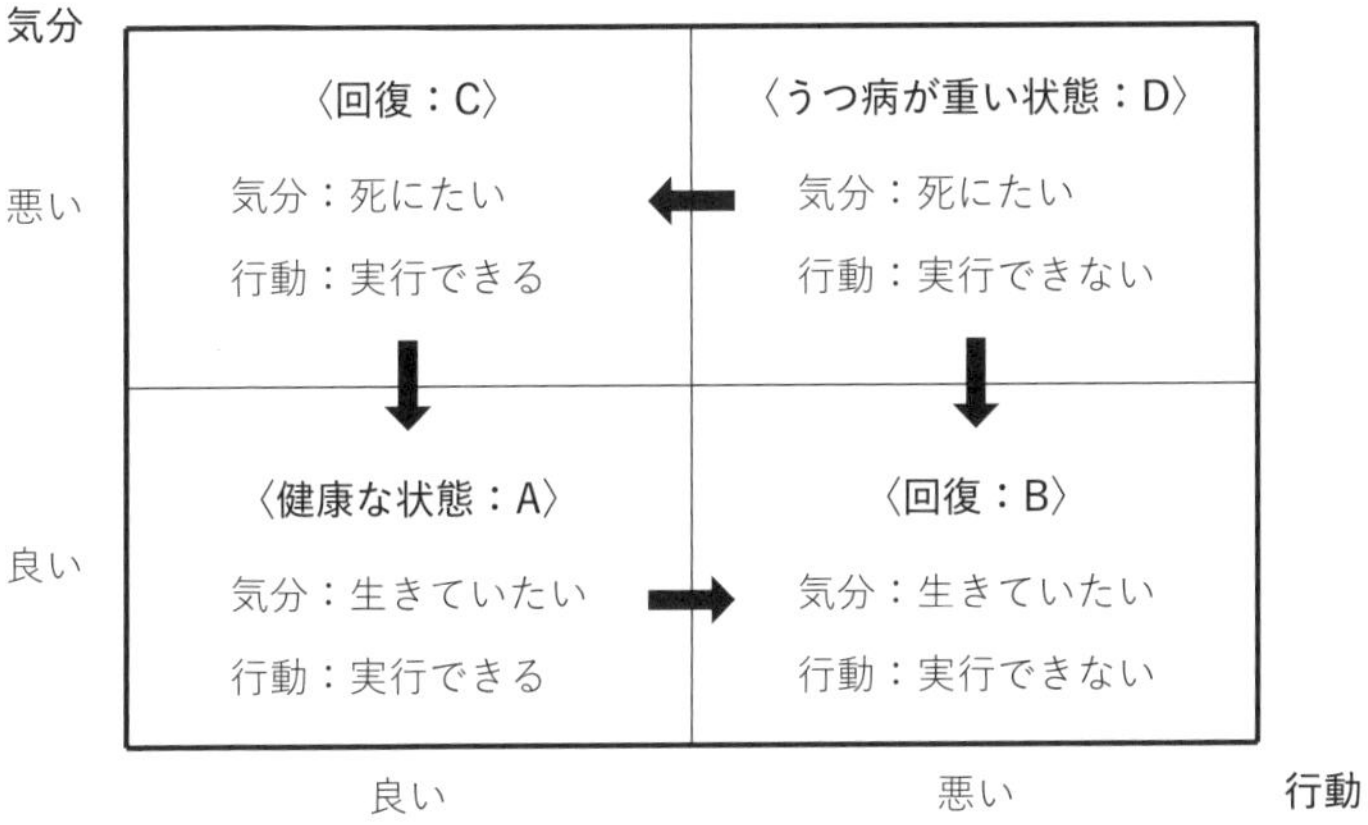

図❶ うつ病の回復を気分（上段）と行動（下段）の状態から4分割する——うつ病の治りかけに自殺が多いのは？

出典：福田真也（2017）新版 大学生のこころのケア・ガイドブック. 金剛出版、p.142. より

Q 〝新型うつ病〟について教えてください

A

〝新型うつ病〟という疾患名は、日本精神神経学会や日本うつ病学会などの学会でも正式な病名としては認められておらず、あくまで通称です。ただそのような人は確かにいて、どのように位置づけるかは議論があります。実際、研究者によって職場結合性うつ病、自己愛型うつ病、逃避型抑うつ、ディスチミア親和型うつ病、未熟型うつ病などさまざまに呼ばれています。それぞれの用語で若干異なりますが、共通する特徴を表❸にまとめます。

要は**遊ぶ時は元気なのに仕事をする時はうつのように見える**病気です。本書で取り上げている（古典的な）メランコリー親和型うつ病には当てはまらない〝現代のうつ病〟として職場や産業医が対応に困っています。新型うつ病が本当はどのような病態なのかについては諸説あり、双極性障害で述べる双極II型や境界性パーソナリティ障害、ADHDとの関連を指摘する専門家もいますがコンセンサスはありません。

表❸　新型うつ病の特徴

1. 20～30代など若い人に多い。
2. 症状は従来のうつ病に比べて軽いが、吐き気、頭痛、腹痛・下痢などの身体症状が多い。
3. 職場でのちょっとしたミスや上司の一言が発症のきっかけになる。
4. 休むことへの罪悪感は少ない。あるいは職場や出社への抵抗感があり、容易に休む。
5. 得意なこと・興味のある業務はできるが、興味がない業務はやろうとしなかったり、無理にやらせると休んでしまう。あるいは職場では症状が出るが、休日の趣味など個人の生活では症状が出ない。そのため、仕事から逃げているように見える。
6. 従来のうつ病の、例えばメランコリー親和型のような几帳面さや律儀さはない。なかには自己中心的で、他人への配慮が乏しい人もいる。
7. 症状と性格との間の区別がはっきりせず、病気かどうかわかりにくい。
8. 抗うつ薬があまり効かない。

B 躁うつ病（双極性障害）

Q 躁うつ病とはどのような病気ですか？　一日のうちで気分が上がったり下がったりするのですか？

A 躁うつ病（双極性障害）とは、うつ状態の時はうつ病と同じですが、それに加えてよくしゃべり、動き回って余計なことをして周囲を振り回して悩ませてしまう躁病期の両方を持つ病気です。よく誤解されますが、一日のうちに躁状態とうつ状態を行き来したり、うつの次の日に躁になるなど短時間で状態が変化することではありません。うつ状態や躁状態は数週間〜数カ月にわたって続きます。

Q 躁うつ病は普通のうつ病と違う別の病気なのですか？

A うつ状態だけあるうつ病を単極性うつ病といい、躁うつ病はうつ病とは違う病気というのが学会の公式見解です。双極性障害は家族に同じ問題を持つ人が多く、比較的若い頃に発病することから遺伝的な背景がより大きいようです。

特に誘因もないのにいつもは穏やかだった人が横柄で傲慢になって周囲と衝突したり、何でもできる万能感に溢れて必要もない借金をして首が回らなくなるなど、職場や家族に迷惑をかけ、日常生活に大きな支障をきたして、時には入院治療も必要な典型的な躁病相がある躁うつ病を「双極性障害I型」と、ちょっとおしゃべりが多い、やたら買い物をする、いろいろなことに手を出すが長続きしない、安直に動いてミスが多いなど、日常生活でもありえる範囲の軽躁状態を繰り返す病状を「双極性障害II型」といいます。

トピックス

双極スペクトラム

双極スペクトラム（Bipolar spectrum）、つまり普通の単極性うつ病と躁うつ病＝双極性障害の間は連続体であるという概念をアキスカル（Akiskal）が提唱しました（仙波純一（2011）双極スペクトラム概念の問題点を考える．精神神経誌 113-12；1200-1208.）。

実際、単極性うつ病に見える人でもよく話を聞くと、妙に気分が高揚して

Q 躁うつ病（双極性障害）はすぐにわかりますか？

朝早く起きて仕事をしても疲れず、睡眠時間が短くても大丈夫で生産的でバリバリ仕事をできる、特にトラブルや問題を起こすことはないので、周囲も病気と思わない軽躁の時期がしばしばみられます。好調な時期に仕事をやたらと入れて、うつ状態になった時に処理しきれずに苦しむくらいです。このような軽躁状態は捉えることが難しく、家族にとっても当たり前になっており、精神科医にも見極めることが困難です。

うつ病はもともと気分のアップダウンがある病気ですから、私個人は「普通のうつ病＝単極性障害」と「躁うつ病＝双極性障害」を強引に二分するのはしょせん無理で、程度の問題に過ぎないと思っています。ですから単極性か双極性かを無理やり分けることより、今のうつ病の重症度がどれくらいか、今後どのように変化していくか、背景に発達障害が潜んでいないか、自殺の危険性があるかどうかを見極めるほうが重要だと思っています。

A

うつ状態の時の病状は普通のうつ病（単極性うつ病）とそれほど変わりないので、どちらか見極めるためには経過を見る必要があります。**I型**は明らかに逸脱した行動を取り、普段のその人とは質的に異なるので「これはおかしい！」とすぐにわかります。例えば、普段はとても礼儀正しい女性が診察中に「お腹がすきました」と言って、コンビニで買った冷やし中華を目の前で食べ始めて「先生、卵、食べませんか？　おいしいですよ！」と勧めたりします。

一方、**II型**の場合は、健康な時と明瞭な境界はなく、ちょっと多弁で浪費がひどいなど、普段の行動の量的な増大なのでなかなかわかりません。またADHDなど他の問題との鑑別も難しく診断には苦労します。

コラム　躁うつ病の闇――ローン地獄への道

リワークには躁うつ病の人も参加します。参加当初はうつ状態を引きずってイマイチ元気がないのですが、そのうち気分が上昇してついには躁転し、他のメンバーを煽ってグループをぐちゃぐちゃに引っ掻き回す人もいるので、躁うつ病の方への対応はリワークの大きな課題です。

服装一つとっても、躁とうつの時ではまったく違います。ある五〇代の女性は躁状態の時は派手なミニスカートで足を組んで診察を受けますが、うつ状態の時はお葬式に行くような暗い服装で診察を受けます。また生活歴を聞くと多額のローンを抱えている人が多いです。うつ状態の時はなんでこの人が三、五〇〇万円ローンで一戸建てを買ったのか、どこにそんな元気があったのかと不思議に思うのですが、躁転して万能感に満ち溢れている時に会うと納得できます。躁状態はブレーキのかからないスポーツカーみたいなものですから、三、五〇〇万円のローンなんて何のことはないようです。だいたい四五歳で三〇年ローンを組んでどうする？　お子さんが大変だろうに……と思うのですが、まあそれだけにうつに落ちた時の後悔や罪悪感は深刻です。うつ病で休職しながらローンを支払うのは大変なことで、傷病手当金も切れて収入が失くなると生活に窮してしまいます。

②発達障害――得意・不得意がはっきりしている人たち

Q 発達障害とはどんな障害ですか？

A うつ病の背景に発達障害傾向を持つ人が大勢いることがわかってきました。発達障害とは、生まれつきの特性や能力が「多数派」の人と少し違う次の問題を持つ人たちのことをいいます。

- **自閉症スペクトラム障害**（ASD：Autism Spectrum Disorder）
- **注意欠如・多動性障害**（ADHD：Attention-Deficit/Hyperactivity Disorder）
- **学習障害**（LD：Learning Disability）

実は、発達障害の特性は程度の差はあれ多くの人にあり、健常＝定型発達と発達障害の間に明確な境界はありません。その特性が職場環境に合わず、対人関係、業務遂行、安全管理、また二次障害による健康管理の問題などに支障をきたせば〝障害〟、なければ〝個性〟と呼ばれるに過ぎません。

Q **発達障害がとても話題になっていますがなぜですか？　増えてきたのですか？**

A 発達障害は生まれつきの〝特性〟なので長い間、子どもの問題と思われていました。最近になって成人や職場でも問題を起こす人が大勢いることがわかり、学問的にも発展してきたことが、話題になっている一つの要因です。また会社が採用の際に**コミュニケーション能力を重視する**ようになってきたことでコミュニケーションが苦手なASDの人が困るようになったこと、コスト削減のために人員を減らして**一人に複数の多様な業務**を任せるようになって複数の業務を同時進行することが苦手なADHDの人が不適応を起こしやすくなったことも、目立つようになった要因でしょう。もともとそのような人たちは一定数いて、急に増えてきたわけではないと私は思っています。

Q **自閉症スペクトラム障害（ASD：Autism Spectrum Disorder）について説明してください**

A

「コミュニケーションの質」、「対人関係や社会性」、「想像性の問題からくる特有のこだわり」の三つ組の障害と、独特な感覚の過敏さを持つ問題で、幼児の病気とされていた「自閉症」と共通の障害です。社会人になるまで診断されることなく活躍している人も多く、特に理系の技術者の中には〝障害〟とまで言えない人は多くいるので、問題を起こさず本人も周囲も困っていなければ、〝障害〟とする必要はありません。

Q

ASDは職場でどのような問題を起こしますか?

A

職場では以下のような問題を起こします。

1 人間関係やコミュニケーション

言葉の表面だけしか捉えることができず、ニュアンス、例えなどの背後の意味がわからなかったり、自分の意見を適切に伝えることができない相互的なコミュニケーションの問題があります。例えばコピーをとっていた課長が用紙切れの際に、ストック用紙置き場の前にいた部下に「A4の用紙ある?」と用紙を持ってくる意味を含んで頼んでも、部下は「あります」とだけ答えて持っていかない、など相手の真意を理解できない、忘年会の幹事になり部長から「今年は盛大にやりたいので全員呼ぶように」と言われると入院中の社員を訪ねて出席を促す、など社会性に欠けています。このように指示や規則に忠実すぎるあまり柔軟な対応ができず、トラブルを起こすことが多いです。また昼休み時間や宴会など多くの人がルールもなしに集まる場が苦手で、雑談ができないためしばしば〝昼飯難民〟となります。

2 業務遂行上の課題

こだわりが強いと机やパソコンの配置に敏感で、同僚が少しでも動かすと怒って業務に支障をきたす人がいます。聴覚過敏があると、他の人の話し声や機器の音を苦痛に感じたり、人の通行が多い出入口付近の席では気が散ったり、上司の指示を聞き漏らしたり、蛍光灯の僅かな音を苦痛に感じて業務が滞ったりしてしまいます。また触覚過敏があると、肌に触る感じが嫌で保安着が着られずに作業ができないなどの支障もあります。

3 安全管理と健康管理

気圧や湿度、温度に敏感で天候によって体調を崩して休む人もいますし、協調運動障害（極端な不器用）があると、ハサミをうまく使えずに手を切ってしまう、ドライバーでネジを締めすぎてネジ山を潰す、機具を落として足を怪我するなど安全管理上も問題になります。そしてＡＳＤの人たちは、このようなトラブルを抱えることが多いために、うつ病になりやすいです。

コラム 日本語よりC言語が得意！

復職を目指す従業員に、どのような要因が休職に至ったのか、どのような対策を立てたのかといった内容のレポートを提出させ、それを復職判定に用いる企業があります。リワークではデスクワークの時間にレポートを作成してもらいスタッフが助言します。しかしシステムエンジニアさんの中にはプログラム言語であるC言語のほうが日本語より得意なＡＳＤ？　と思われる人もいて、日本語でのレポート作成に四苦八苦しています。彼らは事実は書けるのですが気持ちを表現することが苦手です。また日本語で文章を書けばいいのに、途中でエクセルで計算式を入れたり、その平均値と標準偏差を求めて検定をはじめてしまいます。サンプルN＝1、自分だけなのに検定してどうするのでしょうか……。

Q **注意欠如・多動性障害**（ADHD：Attention-Deficit/Hyperactivity Disorder）について説明してください

A 不注意で自分や周囲への配慮が足りずに失敗する、**物事の手順や優先付けが困難になってしまう実行機能の障害**、あるいは悪意はないのに余計な行動や衝動的な行動をしてしまう人たちです。大人になると多動や衝動性は減る傾向があるため、多くの人は不注意や実行機能の問題で職場や家庭などで困ります。

Q **ADHDは職場でどのような問題を起こしますか？**

A 職場では以下のような問題を起こします。

1 人間関係やコミュニケーション

一対一では問題がなくても同時並行処理が苦手なため、会議など多人数が参加する場では、それぞれの発言を理解して臨機応変な受け答えをすることが困難で議事についていけません。多動や衝動性がある人は喋りすぎたり、他の人にちょっかいを出したりして周囲が辟易します。

2 業務遂行上の課題

範囲や役割を明確に指示された業務はこなせても、計画を立てたり、チームで協働して働くことが難しい傾向があります。不注意が顕著だと会議で配布資料を取り忘れる、二枚取って足りなくなる、プレゼンテーションでページを飛ばしてしまい重要な点を抜かして発表する、一度に多数の指示を受けると混乱してしまい業務が止まるなどの問題を起こします。

物品管理では、重要な書類、スマホ、カードを失くしたり、片づけが苦手で部屋が散らかりパスポートが埋もれて見つからず海外出張に行けない人もいました。

衝動性があると次から次に手を出して、どれも中途半端で仕事が終わりません。一人で行う専門業務は問題なくこなせていると、これらの問題は見逃されがちです。

3 安全管理と健康管理

衝動性のある人は、道の反対側にいた顧客に挨拶をしようといきなり道に飛び出し車に轢かれて入院するなど、怪我や事故を起こしやすい傾向があります。そしてADHDの人もトラブルを抱えるとうつ病になりやすいです。

Q 発達障害の人が不適応に陥るのはどのような場合ですか？

A 入社直後でその能力や適性が仕事や職場環境にははじめからついていけない場合、また専門職としては仕事ができた人でも曖昧な指示をする上司に代わった時、昇格して同時進行の業務を求められる、管理職となり部下を持つなど、**職場環境の変化や苦手な業務に就いた時**に不適応に陥りやすくなります。

Q 発達障害の人はどのようにして相談や受診につながるのですか？

A これまでのQ＆Aのような特性による職場での人間関係や業務上の困難は大きなストレスとなるため、頭痛、腹痛、めまい、吐き気、動悸、不眠などの身体症状、気分の落ち込み、不安、やる気の低下などのうつ状態、パニック発作などの精神症状を起こしやすくなり、欠勤など健康管理上の問題を起こして、深刻な場合は休職してしまい、そこで受診や相談につながります。発達障害かどうかはすぐにはわからないので、うつ病、不安障害、適応障害、心身症などと診断されます。

すでに上記の病名で治療を受け、症状が改善して仕事ができるようになっているのであれば、前述したような特徴が残っていても発達障害の診断を受けずに今のままの治療を続けることをお勧めします。

Q

もし自分が発達障害だったら職場に伝えたほうがいいですか？

A

自分のせいで職場に問題が起きていないのならば、現状では世の中の発達障害への理解は不十分なので、要らぬ誤解が生じないよう、あえて伝える必要はないと思います。もしも自分がそうだと思ったら、どのようなコミュニケーションや感覚過敏、こだわりの課題があって、どうしてうまくいかないのか、それにどう対処したら仕事がしやすくなるかを考えます。そうした〝特性〟や配慮して欲しいことをまとめた自分の取り扱い説明書〝トリセツ〟を作っておくと自己理解が深まります。

理解のある上司がいれば〝トリセツ〟を見せて理解してもらうといいでしょう。とはいえ障害者雇用でない限りは、そのような要望は聞き入れられずにかえって誤解され、「あいつはアスペだから」とイジられるだけで終わるので、〝トリセツ〟の開示はよほど慎重にしたほうがいいです。

なお障害者雇用への転換は第2章⑥で述べましたが、現実にはとても難しいです。

Q どのような場合に精神科を受診したほうがいいですか?

A 職場で無理なくできる配慮を受けてもなお困難が続いてしまう場合に初めて受診を検討しますが、現時点では成人の発達障害の診断や治療技法は確立しておらず、診断できる医療機関が少ないため、発達障害の診断を求める人が殺到して長期間待たされていますし、医師も職場で役に立つような所見を必ず出してくれるわけではありません。

また、発達障害への職場の理解はまだまだなので、障害者雇用の場合を除けば診断をオープンにして支援を受けられることはあまりなく、自己理解を深める以上のメリットはないかもしれません。

ですから発達障害の診断は仕事を続けていく上でどうしても必要な場合、例えば時短勤務など業務時間の配慮、パーテーションの設置など職場環境の配慮、業務内容を無理のない作業に限定するなど、通常は行わない配慮（合理的配慮）を要する場合、そのために医師の意見書が必要な場合など、明らかなメリットがある場合にのみ受診して診断を受けたほうが良いと私は思っています。

Q **発達障害の人が役立つ業務もあるのですか？**

A 天才や偉人の中には、ちょっと変わっているけれど特異な能力を持っていて、人類の進歩に役立っている人もいます。とはいえそんな人はめったにいませんが、会社の中でも、例えば接客や顧客との折衝などの業務は普通の定型発達の人が行い、**発達障害の人は得意な作業、**例えばソフトウェアのバグ探し、空港保安所でのX線検査での危険物の発見、中古パソコンのラベルはがし、実験器具の洗浄など、単純だが定型化された量の多い業務を任せて分担できれば、**会社全体としても利益を得ることができます。**

Q **部下がどうも発達障害みたいなのですがどう対処したらいいですか？**

A 発達障害かどうかを受診させて無理やり診断するよりも、職場でどのような業務上の問題があるか、何ができて何ができないか、得意・不得意な業務は何か、人間関係ではどのような困難があるか、業務の指示の受け取り方や結果の報告など情報の受容や発信ではどのような特性を持っているかを見定めて、その上でどのような配慮をすれば業務が少しでも円滑にできるかを考えます。

理想を言えば本人の〝特性〟に合った業務に就くことが理想で、得意分野では素晴らしい力を発揮する人もいます。ASDなら真面目で規則に忠実で、単調な作業に強く一定のパターンを繰り返す仕事、一人で集中してできる業務が向いています。一方、対人関係が複雑な仕事や臨機応変な対応が必要な業務には向いていません。

ADHDも同様に得意な記憶力や発想力を活かせる専門職が理想で、作業手順などの枠組みが明確な職場が向いています。一方、落ち着かない環境や、同時に複数の作業を行ったり、ミスが大事故につながるような仕事は向いていません。

まとめると表❹のような配慮が望ましいです。これらについてはNTT東日本病院の秋山先生を中心に筆者も協力して作成した「自閉スペクトラムの特性がある参加者へのリワーク支援の手引き」が参考になります。手引きは日本うつ病リワーク協会ホームページからダウンロードできます（http://utsu-rework.org/info/tool.html）。

以上の対応は上司一人で行うのは難しいので、産業保健スタッフも発達障害とその特性についてある程度理解しておき、上司や職場に助言できる体制があると望ましいでしょう。

表❹ 発達障害と思われる社員への配慮例

1. 得意な業務に専念してもらう。例えば複雑なゲームソフト作成に秀でているSEの人はその業務に専念してもらう。
2. 聴覚よりも視覚優位の方が多いので口頭の指示だけではなく、作業手順の要点を簡潔にまとめたメモや図にして渡す、あるいはメールなど目で確認できる指示を出す。
3. 指示の際は5W1H、すなわち業務を、いつまでに、どこで、何を、どこまで、どのように行い、誰に報告するかを優先度を明確にして一つひとつ順番に伝える。同時平行の業務は避ける。
4. 指示を出す人は直属の上司、担当者など特定の一人に絞る。
5. 社会常識と言えるようなことでも「こんなことも知らないのか？」と思わず、きちんと教える。考え方や思考がどう周囲と合わないかも率直に伝える。
6. プレゼンや会議では当たる順を事前に伝えておく。会議ではその後の質疑応答の時間を長く取ったり個別面談をする。プロジェクトでは相性の合う同僚とのグループにする。
7. 感覚過敏がある人（ちょっとした音、臭い、温度、湿度、机や機器の配置などを困難に感じる人）に対しては、どのような環境が働きやすいかを知って可能ならば配慮する。例えば聴覚過敏がある人は入口から遠い席にする、業務中のイヤマフの装着を認める、触覚過敏の人には接客業務でなければ肌触りの良い独自の服装を認める。
8. 産業保健スタッフが従業員と上司／同僚の間のコーディネーター機能を担う。

③ 不安障害と強迫性障害

Q
うつ病の他に休職する可能性のあるこころの病気があれば教えてください

A
アゴラフォビアやパニック障害、社交不安障害などの不安障害、強迫性障害なども症状が重いと休職してしまうことがあります。またこれらの病気はうつ病と合併することも多いです。

1 アゴラフォビアとパニック障害

電車やバスなどの公共交通機関、美容院や歯医者、エレベーターなど自分ではその場から離れることができない、他の人がいる場で強い不安を覚える障害をアゴラフォビア（広場恐怖）といいます。しばしば息苦しくなって動悸がしたり、胸が締め付けられる窒息感、過呼吸発作を起こしたりして「急に心臓が止まって死んでしまうんじゃないか」とか「息苦しくて呼吸ができなくなる」という不安に襲われ、救急車を呼んでしまうパニック障害を伴います。

動悸や息苦しさなどの心臓や呼吸器症状以外にも気持ちが悪くなって吐き気がする、お腹がぐるぐるする消化器症状、おしっこが我慢できなくなってトイレに行かないと済まなくなる泌尿器症状、やたらと冷や汗をかく、めまいを起こすなどの自律神経症状に悩むことがあるため、内科や耳鼻科を受診して心臓神経症、過呼吸症候群、過敏性大腸炎、神経因性膀胱といった症状による心身症の病名が付けられることが多いです。

急行電車は避けてすぐに降りることができる各駅停車に乗る、エレベーターは使わずに階段を使う、自分で髪をカットするなど、そうした状況を避ける努力で凌げる場合もありますが、またパニックを起こすのではないかという〝予期不安〟に怯えて外出に消極的になり、満員電車で通勤ができなくなったり、不安が強くて集中できずに仕事にも差し支える場合は治療が必要になります。

2 社交不安障害

自分のデスクでの業務は問題なくできても、会議のプレゼンになると緊張して頭が真っ白になってうまくできなかったり、プレゼンの何週間も前から「うまく発表できるか、恥をかかないか」と余計な心配＝取り越し苦労をしてしまい夜中に目が醒めたり、お腹が痛くなったり、下痢をしたり、明日はプレゼンかと思うと不安になって業務に集中できなくなったりする〝予期不安〟に悩みます。プレゼン以外でも他人に注目される機会、例えば部長や役員などに呼ばれて話す時も不安になります。またオフィスにかかってきた電話に出るのが恐ろしく感じる電話恐怖、レストランなどで人と一緒で食事することに不安を覚える会食恐怖なども社交不安障害のひとつです。これらは以前は「対人恐怖症」と呼ばれていた日本人には多い病気です。

特に昼食をみんなと一緒にとることができず、コンビニ弁当を近くの公園で食べたり、まったく昼食がとれない人もいて、私は〝昼飯難民〟と名づけています。大事な社交の場である昼食や宴会に出られないと重要な情報を知ることができなかったり、皆の輪から外されてしまうデメリットも出てきます。

3 強迫性障害

部屋を出る時に鍵やガスの元栓を閉めたか、外出中に手が不潔になったのではないか、何か大事な物を落としたのでないか、と気にしすぎて不安になる「強迫観念」、そのため鍵の確認に戻る、風呂に長く入って徹底的に洗う、スマホで部屋を撮影して物が失くなっていないかチェックする、といった余計な行動をとる「強迫行為」によって、物事や生活が進まなくなって、自分自身も家族や同僚など周囲の人にも多大な迷惑をかけてしまうのが「強迫性障害」という病気です。

職場でも椅子のホコリを落としてから机に座って、カバンを所定の位置に置き、パソコンとマウスの位置を決めて書類を出す、というように決まった手順（儀式）を守らないと気が済まないため、とても時間がかかりますし、途中で予定外の電話や上司からの指示があると混乱します。パソコン作業でも入力したデータに誤りがないかが気になって、正しいかどうか延々と確認したり、セキュリティやパスワードが脆弱な気がして不安になりパスワード変更を繰り返したあげくにわからなくなって作業ができなくなることもあります。ネットで調べる際にも関連すること、ちょっと気になることを何から何までチェックしないと気が済まなくなる「Q＆A強迫」に陥ったり、社外でも駅まで自転車で通勤する間に何か落としたのではないかと心配になって何回も確認しに戻ってしまう、出張中の運転では誰かを轢いたのではないかと気になってしまい、道を間違えて目的地にたどり着けない人もいます。

ある程度、強迫的に調べたり取り組むことは仕事をする上で役立ちますし、どんな人でも一～二回は鍵を閉めたか確認はするので、〝強迫〟は健常と障害の境界が曖昧な問題でもあります。

コラム こころの病気とは？

身体疾患、例えば糖尿病であれば「早朝空腹時血糖が一二六mg／dl以上でHbA1cが六・五％以上あれば糖尿病とする」といった客観的指標や検査がありますが、こころの病気には客観的な指標がありません。

WHO（世界保健機構）のICD（疾病および関連保健問題の国際統計分類）の診断基準では、うつ病の症状として「将来に対する希望のない悲観的な見方」とありますが、万人あるいは世界のすべての地域に共通する〝悲観的な見方〟があるわけではなく、その人の立場、環境でどう感じるか、その人の主観で決まります。〝社交不安障害〟でも人前で話すプレゼンテーションで極度に緊張して冷や汗が出てしどろもどろになったり、前日は不安になって眠れなかったり、他の業務が手につかなくなるなどの支障が出ると〝病気〟として治療の対象になりますが、作家が黙々と家で執筆し原稿はメールで編集者に送る生活を続けるのなら、あえて病気とする必要はありません。

結局、症状や特性によって、本人や周囲に大きな支障が出れば〝病気〟として治療の対象となるが、支障がなく治療が必要なければ〝病気〟ではない、ということになります。このようにこころの病気は正常と病気の境界が明瞭でなくグレーゾーンの広い曖昧なものであるため、他の科の医師からは「精神医学なんか医学じゃない」とか言われてしまうのですが、私個人は「この〝わけのわからなさ〟こそ精神科の面白さだ!」と思っていますし、この曖昧さに耐える能力こそ精神科医にもっとも必要な素質だと思っています。

第4章

相談と診療、健康管理

働く人たちのメンタルヘルスのサポートを行うのは
精神科診療所・メンタルクリニック、
総合病院精神科、精神病院などの
精神科医とコ・メディカルスタッフ、
会社では産業医や産業保健師などの産業保健スタッフです。
現在、大きな街や駅の近くには精神科クリニックがたくさんあって、
仕事帰りの社会人がごく当たり前に受診しています。
精神科医はこれから多くの職業が
AIやロボットに代替される中で、
もっとも代替されにくい職業の一つと報告*されています。
この章ではこんな人間臭い精神科医の
“トリセツ” をまとめました。

* 株式会社野村総合研究所（2015）日本の労働人口の49％が人工知能やロボット等で代替可能に――601種の職業ごとにコンピューター技術による代替確率を試算。（https://www.nri.com/-/media/Corporate/jp/Files/PDF/news/newsrelease/cc/2015/151202_1.pdf）

① 精神科に行く——受診するまで

Q

精神科、精神神経科、神経科、心療内科、神経内科などたくさんの看板がありますが、それぞれの違いはなんですか？　一体、何科に行けばいいのかよくわかりません

A

以下のようにまとめられます。

1. **精神科、神経科、精神神経科**はおよそ同じ科です。〝精神科〟では抵抗感が強いため、後の二つが用いられることが多いようです。私自身は〝精神科医〟とはじめにはっきりと伝えますし、私の勤めるクリニックも〝精神科〟と明記しています。

2. **心療内科**は、本来は気管支喘息、筋緊張性頭痛、過呼吸症候群などストレスに深く関連して起きる身体の病気、すなわち心身症［＊］を診る内科の一つだったのですが、日常的にうつ病などこころの病気の診療にも当たっていますし、自律訓練法などのストレス対処法を得意とする医師も多く、また〝内科〟ということで受診への抵抗感が少ないせいもあって、〝精神科・心療内科〟と併記するところが多いです。

3．**神経内科**は、急に右手が動かなくなったり、話ができなくなる脳梗塞や脳出血、全身の筋力が落ちていく筋ジストロフィーといった神経変性疾患など、脳や神経そのものがダメージを受けたハードウェアの問題を扱う内科の一つで、精神科とは異なる別の科です。

これらの表記法は混乱があり、上記に当てはまらない診療所もありますが、神経内科は別として診療科名よりお医者さんの能力、相性で選ぶと良いでしょう。

＊心身症の定義――身体疾患の中でその発症や経過に心理社会的因子が密接に関与し、器質的ないし機能的障害が認められる病態。神経症やうつ病など他の精神障害に伴う身体症状は除外する（日本心身医学会）。

Q

精神科を受診したほうがいいのはどのような場合ですか？

A

こころの病気によると思われる症状で仕事や日常生活に支障が出ている場合です。例えば、夜に眠れず昼に眠くて仕事が進まない、電車に乗る時にパニックになって途中で降りてしまい遅刻する、気分が落ち込んで仕事も家事もできないなどの問題があれば受診したほうがいいでしょう。もし受診したほうがいいか迷ったら、まずは会社の保健師さんに相談して、アドバイスを受けてもいいでしょう。

Q

良いお医者さんを探す基準はありますか？

A

治療は一回では終わらず継続して通うことが多いので、**〝遠くの名医より近くの町医者〟です**。住所と診療時間を確認して働きながら無理なく通えるところがいいでしょう。

良いクリニックとお医者さんを見分けるのは難しいですが、院長や精神科医の態度、人柄は受付などクリニック全体に及びます。初診はたいてい電話予約なので受付の電話応対が親切で丁寧に答えてくれる温かい雰囲気を感じる所がいいでしょう。そして診察ではよく話を聞いてくれる人、きちんと返事を返してくれる人、患者であるあなたと同じ目線を持てる人、理屈をグタグタ述べるのでなく具体的な助言をしてくれる人、専門用語を乱発しない人、柔軟に対応してくれるお医者さんが良いです。ポイントを表❶にまとめます。

Q **総合病院や大学病院の精神科と精神科クリニックでは違いがありますか？**

A 費用は保険診療ではそれほど大きな差はありませんが、表❷～❹のような差があります。

表❶　お勧めするクリニック

1. 自宅や職場から近い
2. アフター5や土日なども診療している
3. 受付の対応が優しい
4. 医師が丁寧で同じ目線で話してくれる

表❷　大学病院や総合病院の利点と欠点

〈利点〉
- 頭部CT、MRIなどの機器も揃っているので、精密検査が受けられる
- 他の科もあるので、身体の合併症がある時に便利
- 精神科も診療科の一つに過ぎないので受診しやすい

〈欠点〉
- 紹介状が必要なことが多い
- 初診時に保険外の費用（5,000円くらい）を請求されることがある
- 待ち時間が長い
- 受付時間が短く、平日の午前中などに限られる
- 初診では誰が担当するかわからない
- 医師の転勤が多いため、途中で主治医が代わる可能性がある

表❸　クリニック・診療所の利点と欠点

〈利点〉
- 町中にあって公共交通機関で通いやすい
- 小綺麗にしていて受診への抵抗感も少ない
- 都市部ではJR・私鉄の駅に1軒以上あるなど数が多く、相性の良い所を選べる
- 夜間や土日など働きながら通院できる時間に開院している所もある
- 特定の病気や治療法に精通している医師もいる
- リワーク・プログラムを併設するなどの特徴を持った診療所もある

〈欠点〉
- 医師個人の能力、人柄に左右されるので当たり外れが大きい
- 院長が倒れたり、継ぐ医師がいないと、廃院の可能性がある

表❹　精神病院の利点と欠点

〈利点〉
- 入院治療にはもっとも適切で、地方では外来診療でも大きな役割を果たしている
- 心療内科病棟を作ったり、リハビリや作業療法に力を入れている病院もある
- ソーシャルワーカー（精神保健福祉士）が家族や経済的・社会保障の相談にも乗ってくれる
- 近隣の福祉機関との連携を重視している
- 精神科医、看護師・保健師、ソーシャルワーカー、心理職、作業療法士などがチーム医療で診療をしている
- 駅前にサテライトクリニックを開設して連携している病院もある

〈欠点〉
- 世間的なイメージがイマイチ良くないため、受診に抵抗を感じる人もいる
- 場所が不便で通いづらい。通院に運転を要することが多い

Q 診療費はどれくらいですか？　外来診療の治療費について教えてください

A 通常の保険診療は窓口で治療費の自己負担金である三割を支払います。日本は国民皆保険制度で病気の時の治療費をあらかじめ納めておき、医療費の七割は健康保険から出て、実際にお医者さんの窓口で三割払うのが原則です。健康保険については巻末の付録1を参照してください。精神科クリニックの窓口で支払う実際の金額は80ページに詳しく述べましたが、だいたい月に三千～八千円くらいになります（二〇一九年十月現在）。

Q 心理カウンセラーによるカウンセリングは健康保険が使えずお金がかかると聞いたのですが、いくらくらいかかるのですか？　安く受けることはできますか？

A 確かに心理士によるカウンセリングは健康保険が適用されず自費診療が多いです。特に規定はないのですが、四五～五〇分間のカウンセリングを受けると、初回は八千～一万五千円、二回目以後は五千～一万円くらいです。

ただし、お勧めしている会社がカウンセリングを行う会社＝ＥＡＰと契約していれば、契約内容にもよりますが、通常は五回まで無料でカウンセリングを受けることができます。詳細は248ページをご覧ください。

また最近増えてきた臨床心理士を養成する大学院には心理臨床センターが併設されています。そこでは初回が三千～五千円、二回目以後は二千～三千円の比較的安価でカウンセリングを受けることができます。

心理臨床センターを持つ大学院は日本臨床心理士養成大学院協議会ホームページ(http://wwwjagpcp.jp/)の「会員校一覧」に掲載されています。

② 精神科医療――精神科医ってどんな人?

Q **精神科医療とはどのようなものですか? 一体何をしてくれるのですか?**

A **医師とは〝病気〟を診る=診断する、治療する専門家です。**これは内科、外科など他の科と精神科に変わりはありません。診察・面接と検査➡評価・診断➡治療という医学モデルに沿って行います。除外診断のため、脳波、頭部CT、MRIなどの画像検査をすることもありますが、その必要があることは少なく、精神科医療でもっとも重視するのは診察、つまり面接そのものです。

診察・面接では受診した患者さんの立場で考え、その大変さを共有する共感的な立場と、どうしてその問題が起きたのか、どのような要因が関係しているのかを評価して診断し、どのようにすれば解決するかという治療方針を立てる冷静かつ客観的に観察する立場の二面性を持って対応しています。

Q
精神科医療ではどのように病気を治していくのですか？

A
精神科医療での精神科医の役割を表❺にまとめました。まず精神療法としての効果があります。具体的には同僚や家族には言えない悩みを吐き出してカタルシスを得る、共感してもらうことによる癒やし、適切な評価と見立てを行い問題や病気の理解を深めどうすればいいのか助言をする、などです。また薬物療法があります。もっとも重要なことはこれらを併せた**治療の方針を立て支援の枠組みを作っていくこと**です。

以上の治療がどのように行われているか、その結果どうなっているかを常に把握して、修正しフィードバックしながら継続していきます。イメージとしては、渋滞したこころの交通整理をしていく感じです。

Q
精神科医の得意分野や主な治療、先生の基本方針をもう少し説明してください

A
患者さんの僅かなサインから異常を見出したり、病気を診断するのは精神科医の得意技です。一方、人生の教訓を持っているわけではないので、病気でないことへの対応

表❺　精神科医療での精神科医の役割

- 評価と見立てをして、診断する
- 知能検査や性格検査などの指示を心理職に出して結果を得る
- 精神療法としての効果（カタルシス、共感による癒やしなど）
- 本人に、問題や病気に応じて職場や家庭での行動や対応を助言する
- 家族の困難を理解して、助言や指示をする
- 薬物療法を行う（薬剤の内容と量、飲み方を決めて処方箋を出す）
- カウンセリングを心理カウンセラーに依頼する
- リワークを行う際は作業療法士、看護師、精神保健福祉士、心理職に内容や進め方の指示を出す
- 職場や学校の関係者へ助言や指示をする
- 診断書や意見書を記載して紹介者、職場、学校に休復職、休復学、支援策や配慮などの意見を提出する
- 自立支援医療、精神障害者保健福祉手帳、障害基礎年金などの診断書を記載する

は限られます。また薬物療法は精神科医の最大の〝武器〟ですが「薬だけ出して、ろくに話を聞いてくれない」という不満を聞くことになります。特定の心理療法に強い精神科医もいますが多くはありません。

私自身が普段心がけていることを以下にまとめます。

1. 症状という部分でなくその人全体を診る。家族、学校、会社など集団の中でのその人を診ていく。
2. ポジティブな面、頑張っている点を探して伝えてあげる。たとえ問題・症状があっても人と病気は別であること、問題があるからといって本人の価値が下がるわけではないことを強調する。
3. 厳粛な態度を取る必要がある時はともかく、なるべく明るく接する。
4. 過去から現在、将来への流れを診ていくが、過去よりも今目の前の問題の解決を優先させて原因探しにはこだわらない、わからないものに無理な解答を求めない。
5. 余計な介入やお節介はしない、必要最低限の支援を心がける。完璧な解決法を目指すより、今より少しマシになるベターな方法を一緒に考える。
6. 周囲の人、社会資源、制度・法律など、とりあえず使えるものなら何でも使う。
7. 一回の診察では一つのテーマに絞り、一回での解決より細く長く関わるよう努める。

8. 次の診察では前回で懸案になったことを尋ねて、この間ずっと気にかけてきたことを示す、継続した診療を常に意識する。

9. 一回の診察で何か一つお土産になるようなこと、例えばちょっとした誉め言葉「よくクリニックまでいらっしゃいましたね!」「○●のセンスがいいですね」などを伝える。たとえ何もなくても「こんなタイプのうつ病は珍しくて勉強になります」など何かプラスになることを探して伝える。

コラム

金メダルは取れなかったけど!

もうすぐ東京オリンピックですね(二〇一九年に原稿を書いてます)。金メダルを目指し努力して栄光を得る選手たちの美しい姿に私たちは感動を覚えます。ものすごいプレッシャーからこころの健康を損なう人もいるので金メダリストにもこころのケアは必要不可欠です。また、緊張した場面でいかに自分の能力を最大限発揮して最高のパフォーマンスを出すかは、例えばビジネスの分野でも売上をあげて世界に進出する、ライバルに勝ち抜き昇進するなど、成功して満ち足りた人生にするための参考になります。

しかし一人の金メダリストの背景には、予選で敗退した人、道半ばで挫折した人が一〇〇人いると言われています。ビジネスの分野でも立ち上げた会社が倒産した、昇進競争に敗れて左遷されたなど、挫折した人のほうが圧倒的に多くいます。以前、法科大学院生の学生相談をしていたことがありますが、合格者より不合格者にこころの問題は圧倒的に多かったです。

どんなに努力して精一杯やっても、人生にはどうしようもない運命のいたずらはつきものです。失敗した、夢破れた後も人生は長く長く続きます。挫折した後も敗者復活戦がある、社会に受け入れる余裕がある、失敗した人もそれなりに満足できる人生を送れるのが良い社会だと思います。精神科医は金メダルを取れなかった人のために寄り添うことこそ本分だと思っています。

③ 精神科を受診する！——診察での注意点

Q

初めて受診する際には何を準備すればいいですか？

A

健康保険証とお金です。すでに他院に継続してかかっている場合は今までの治療経過、お薬の内容などが書かれた紹介状（診療情報提供書）をもらってくるようお願いしています。会社の健康管理室から紹介された場合も同様です。内科や耳鼻科、婦人科など他の科にかかっていてお薬をもらっている場合はお薬手帳もお忘れなく。

紹介状がなくて初めて受診する場合、初対面の医師の前では緊張してうまく話せないこともあるので、表❻のようなメモを準備しておくと役立ちます。紙に書いてもいいですし、スマホに打っておいてもいいでしょう。

メモにまとめておけば待合室で問診票を書く際もスムーズになります。初診で聞かれることばかりですが、自分が困っている、伝えたいことのメモは、自分自身を振り返り、問題を整理できる効果もあります。

表❻　初めて受診する時に書いておくと便利なメモ（スマホでも可）

• どんなことに困っているか（例 寝付けない、頭が重い、仕事が進まない） 注意：一番困っていること、解決して欲しいことを絞って記載したほうがベター！　あまりたくさん書くと一体何が重要なのか、わかりにくくなります。 • いつ頃からか（例 GW明け頃から） • およその時間経過（例 月曜日の朝が一番つらい、朝が悪く夕方になるとマシ） • 日常生活への影響（例 顔を洗ったり、歯を磨くのもしんどい） • 仕事や学業への影響（例 いつもは簡単に終わるレポートが書けなくなった） • 一人暮らしか、ご家族と同居しているか • 睡眠の様子（例 夜中の3時頃に目が覚めてそれから眠れない） • 食事の様子（例 イライラするとやけ食いしてしまう）

Q 受診するときに注意することはありますか？

A あまり構えずに来てください。ホストクラブではないので服装や外見をそれほど気にする必要はありません。特に女性は服装や化粧があまりにも整っていると「それだけ余裕があるんだ」と問題を軽く捉えられてしまう可能性があります。また外見に限らず予約時間にどれだけ早く、または遅く来るか（あまり遅刻しないでくださいね……）、受付での様子、問診票の書き方やスピード、待合室の座る位置、家族（同行者）が隣りか離れて座っているか、診察室までの歩き方やスピードなど、診察前からどんな問題かという評価をすでに始めています（こう書くと緊張しちゃうかもしれませんが……）。

Q 診察はどのように進んでいくのですか？

A まず患者さんが一番困っていることが、いつから始まりどんな経過をたどったかを聞きます。基本的には患者さんが自由に話すオープンクエスチョン（例「今日はどんなことでいらしたのですか？」「何にお困りですか？」）で尋ねていきます。その中で表❼の項目を確認するための短い質問をして、話の流れをあまり遮らないようにします。

チェックリストを用いて一つひとつ機械的に聞く医師もいますが、私はそのやり方はしません。とはいえうつ症状がひどくてつらそうな場合は、イエスかノー、数字で答えられる負担の少ないクローズド・クエスチョン（例 住所、通勤経路、何時に寝て起きているか、など）で答えやすい質問をしていきます。必要な項目に絞ってだいたい三〇～四〇分聞きます（なお私は産業医でもあるので仕事の内容や勤続年数、通勤時間とルート、収入やローンなど社会人としてのバックグラウンドを詳しく聞きます）。

また話し方、表情、雰囲気、気分、そして他人である私との関係の取り方を探りながら進めていきます。初回の診察は良い医師・患者関係を築く第一歩ですし、普段なかなか言えないことを言えるカタルシスも効果があり、初回診察自体がすでに治療です。

必要に応じてうつ病などの病気と治療、休む際の生活のメモを渡して説明します（この本はそのメモを元に書きました！）。以上から病気や病状の重さの評価をして、そこからおよその見立てと今後の方針を伝えて五〇分以内に初診は終わりにします。そうしないと私も患者さんも疲れてしまいます！

表❼　外来診療で聞く項目の例
（すべてではなく、この中から必要な項目を選んで聞いていく）

- 外見からは、態度、服装、表情、待合室から診察室への歩き方、服装、表情、雰囲気、気分、話し方とスピード、会話の噛み合い方、理解力、コミュニケーション能力をみる
- 時期：初診日はいつか、発症の時期・季節（秋から初冬にうつ病は増える）
- 1日の中での症状の増減（うつ病は朝が悪い日内変動がある）
- 症状：精神症状では気分低下、抑うつ感、不安焦燥感、意欲の低下、決断力の低下、行動の低下、パニック発作、予期不安など。身体症状では食欲不振、吐き気、嘔吐、胃液の逆流、腹痛、トイレの近さ、便秘、動悸、胸部苦悶感など。女性なら更年期、生理との関係、妊娠の有無も確認する
- 既往歴と合併症：うつとは一見、関係ない身体の病気や怪我、服用している薬物。なおうつ病では過敏性大腸炎、胃十二指腸潰瘍、神経因性膀胱などストレスと関係が深い心身症を併せ持つことが多い
- 性格：だいたいどんな傾向の方かを把握する、細かいことにこだわる強迫的傾向を特にチェックする
- 家族：既婚か未婚か、子どもがいるか、恋人・パートナーがいるか、単身か、同居人がいるか。身近に助けになる人がいるかいないかは大きい。相談相手だけでなく、朝起こしてもらえる人がいると生活リズムを整えられる。家族に調子の悪いことや精神科受診を伝えているか、悩みを相談できるかはとても大きなポイント
- 家族歴：家族や親族にうつ病、不安障害などメンタルヘルスの問題を持つ人がいるか、自殺者が3親等くらいまでにいる場合は特に要注意
- 生活：外出の頻度、公共交通機関に乗れるかを確認する。対人関係については、実際に会っている人はいるか、LINEなどのSNSでの付き合いだけかを確認

- 調子が悪そうなら風呂や歯磨き、顔を洗う、化粧をするなどの日常生活が維持できているか。運転免許の有無、普段運転しているか、通勤や仕事で運転するか、事故は起こしていないか
- 収入と借金：毎月のおよその収入、家や車のローン、奨学金返済、毎月の支払い額、残高
- ストレス解消法：趣味を今、楽しめているか（私と同じ趣味（アニメやテツ）があるとその話で盛り上がることもある）
- 居住地と通勤：自宅と会社住所、通勤経路・時間。通勤の負荷は大都市ではとても大きい
- 仕事：年齢と勤続年数、仕事内容、転勤の有無、転職の回数、異動と症状発現の関係、勤務時間、残業時間（過重労働の有無）、土日は休みか、シフト勤務や夜勤の有無、役職、役割の変化、雇用形態（正社員か契約社員かパートか）、指示や結果の報告のラインはどうなっているか、チームでの業務か、単独業務かなど。きちんと仕事ができた年数、病気回復後に戻る基準があると職業生活の点から治療目標が設定できる
- 職場での人間関係：上司や同僚との関係が職場のストレス要因としては一番大きい
- 最後に一番問題なのはやはり自殺。その可能性があると感じたら、自殺しようと思っているか、実際に企てたことがあるか、手段、危険度をはっきりと確認する

④ ご家族と精神科受診

うつ病の治療でご家族はとても大きな役割があります。なんと言っても休んでいる時にいちばん長く過ごすのはご家庭です。家族から見た本人の病状、睡眠、食事などの生活状況、家族への態度などは重要な情報です。時に男性は妻の同伴を嫌がることがありますが、初診、また何回かに一回は一緒に来てもらい、自宅での状況を確認すると役立ちます。また一人での通院がつらい時、電車やバスに乗るのもしんどい時は、ご家族の車で送ってもらうこともあるでしょう。

一方、ご家族の立場でも、特に配偶者はうつ病の相手の世話に苦労しているのに、うつ病の本人は家族に配慮する力が落ちるため、そうした苦労を理解することが難しくなります。その苦悩も加わりとてもつらい状況に陥るご家族もいるので、サポートはとても重要です。ご家族が医療にどうアクセスするか、どういう支援が必要かなどを述べます。

Q

夫・妻が最近、眠れていないようで顔色も優れず、元気がありません。朝はなんとか出勤するのですが、家ではほとんど口をきかず、趣味の釣りにもまったく行かなくなりました。会社の健康診断では特に異常ないとのことですが、最近は「このまま消えたら楽だろうな」とポロッと漏らすこともあり心配です。「病院に行こう」と勧めるのですが「そんなところには行かない、嫌だ！」と言って聞きません。家族だけでも受診できないでしょうか？

A

大きな病院だと医療社会相談室があってソーシャルワーカーさん（精神保健福祉士や社会福祉士）がこうしたご家族の相談にのってくれるところもありますが、クリニックでは難しいですし、ご家族だけの受診ではご本人の保険証も使えないので難しいところです。

またすでに夫・妻が通院していてもご家族の同伴を望まない人は多く、そうした時にご家族だけが相談しようと思っても、守秘義務があるためご本人の承諾がないと相談を受けつけてもらえないことがあります。

こうした時は、まず配偶者であるあなた自身が患者となって受診することも一案です。「（夫・妻）のことが心配で）眠れない、不安だ」など、あなた自身が困っていることを主訴に受診してみて、診察室では心配な夫・妻のことを話してかまいません。医師にとっては困っている人が患者さんになります。守秘義務の限界はありますが、どのようにして夫・妻をクリニックに受診させるか、夫・妻の病状や見通し、家族としてどう対応すれば良いかなどを、直接お医者さんに聞くことは可能です。またあなたの付き添いという形で一緒にうつ病の夫・妻を連れて行く手も使えます。

とはいえ、ご夫婦の関係がもともとこじれている場合は面倒なことになるので、必ずしも精神科医が歓迎するやり方ではないのですが……。

Q

家族として、うつ病の夫・妻への配慮や世話以外にしたほうがいいことはありますか?

A

うつ病は決断力や他人と関わる力が落ちるので、例えばマイホーム購入や転居などの大きな決断は先延ばしにしたり、他の人との交渉事は避けたほうがいいです。そうは言っても家庭生活では決めなければならないことは次々に降りかかってくるので、例えば、必要な電気製品や家具などの少し大きな買い物、スマホの買い替え、年賀状など親戚との付き合い、子どもの進学などについては、配偶者であるあなたの無理ない範囲で決めていっていいでしょう。

Q うつ病の夫・妻とずっと一緒にいると、私も気が滅入ってきました。どうすればいいですか？

A うつ病になるとご家庭での日常生活にも支障が出ますし、治療は長期戦になるので、前のQ＆Aのようにご家族の負担はどうしても増えます。またうつ病は伝染病ではありませんが、同じ屋根の下で暗〜い雰囲気の配偶者とずっと一緒にいれば、こちらも気が滅入ってしまうのも当然で、そのことに罪悪感を感じたり、無理やり頑張らなくてもいいです。

とはいえあなた自身のつらさを当事者である夫・妻にグチったりはしにくいでしょう。あなたの実家や親友に相談できると良いのですが、配偶者のうつ病は親や友人など他人には相談しづらいので、第1章で紹介したような自分でできるストレス解消法を実践したり、どうしてもつらかったり気分が晴れない場合は、あなた自身がお医者さんにかかったり、カウンセリングを受けても良いです。

うつ病のご家族の悩みについては、細川貂々さんのマンガ『ツレがうつになりまして』（幻冬舎．二〇〇六）が実体験に基づいていて、とてもよくわかります。

⑤ 会社での健康管理——産業保健スタッフと健康診断

Q **会社の中で病気や健康の相談にのってくれる施設や専門家はいますか？**

A 会社の健康管理室では、産業医、保健師・看護師、カウンセラーが相談にのってくれます。

大企業の場合は専属の産業医が活動していますが、中小の事業所では嘱託産業医として月に一～二回だけ職場に来て、健康診断、ストレスチェックの実施、安全衛生委員会に顔を出すなど法で決まっている最低限の仕事だけを行うことが多いです。産業医制度はもともと、工場など製造業の現場での事故を防止するためにできた制度のため、職場巡視や作業環境整備など工場の労働環境整備や労働災害対策が主な業務でした。しかし、最近はうつ病による休職が増え、メンタルヘルス対策が産業医のとても重要な業務になってきましたが、メンタルヘルスに強い産業医が十分に配置されているとは言えません。精神科医であり、そして産業医としても活動する日本精神科産業医協会の認定会員は二七九人（二〇一九年八月現在）とまだ少ないです。

一方、多くの事業所では保健師か看護師は常駐しており、産業看護職（OHN：Occupational Health Nurse）として健康や病気の相談、救急の対応、社員の働き方や職場の環境・安全を考えてくれたり、健康診断の結果をみてメタボや食事の助言、働く時間、特に過重労働を防いで生活と仕事のバランスを取るための助言、メンタルヘルスへの対応など多くの業務を行っています。健康診断、ストレスチェックの結果、出退勤状況などをまとめて、職場の健康についてのデータを集計し管理する事務作業にも携わり、上司や人事労務、あるいは産業医が職場環境の改善を助言する時に、必要な情報を伝えるなど企業の労務・福利厚生について多様な業務を行っています。

また心理カウンセラーが社内でカウンセリングを行ったり、復職の支援を行ったりする企業もあります。

なお社内に診療所を設けて治療行為そのものを行う大企業もありますが、ほとんどの会社では病気の治療を要する場合は外の医療機関を紹介しています。

Q
うつ病で精神科クリニックを受診したら会社に報告しないといけませんか？

A
病気や受診は重要な個人情報のため報告する義務はありません。外来を受診している多くの社会人が会社には知らせずに通院を続けています。理想を言えば、健康管理室のスタッフや産業医にうつ病やメンタルヘルスの問題をいつでも気軽に相談できて、上司や部署との間に立ってもらい、もしうつ病になっても、少しでも仕事がしやすいよう職場環境を調整してくれると助かるのですが……。

ただしうつ病によって、業務に影響が出た場合、具体的には有休を超えて休んだり、一定期間続けて病気で休んだ場合は、主治医からの意見書や診断書を求められます。また休職する場合は、休みの手続き、業務の引き継ぎ、復職後の配慮などの点でうつ病で受診したこと、現在の状態、およその見通し、どれくらい休むか、希望する配慮などを詳しく伝えることになります。

コラム 最後の喫煙者！

みなさんタバコは吸いますか？　厚生労働省の平成二九年国民健康・栄養調査によると二〇一七年で習慣的に喫煙している人は一七・七％、男性二九・四％、女性七・二％と圧倒的に男性が多く、世代別でも三〇〜三九歳が三九・七％、四〇〜四九歳が三九・六％、五〇〜五九歳が三三・四％と〝お父さん〟の年代にはまだまだ喫煙者が多いです。自宅に帰っても妻と子どもに遠慮してベランダで喫煙するお父さん＝ホタル族が大勢います。とはいえ二〇一八年に健康増進法改正案が成立して二〇二〇年四月からは受動喫煙を防止するため、一定面積の店舗での喫煙は禁止になりますし、さらに東京都はオリンピック・パラリンピックを控えてより厳しい受動喫煙防止条例を二〇二〇年四月から施行し、公共の場での喫煙はほとんどできなくなります。喫煙者はますます肩身が狭くなりますね……。

タバコの煙が嫌で居酒屋に行かないタバコ嫌いの私にとっては大歓迎なのですが、反面、ちょっと「?」という気持ちもあります。『最後の喫煙者』（筒井康隆『自選ドタバタ傑作集』（新潮文庫．二〇〇二）という小説では、嫌煙権運動家や人権団体がKKKならぬKEKという反喫煙団体を組織し、煙草屋を放火し喫煙者を脅迫し、私刑にして追い込み、最後の喫煙者となった作家（おそらく筒井氏自身）が国会議事堂の頂きに座り込み『最後の喫煙者』として……という、筒井氏らしいドタバタの怪作があります。「健康は義務である」をスローガンに反喫煙運動や食生活改善運動を強力に推進したのはナチスドイツであったことを思い起こします（ロバート・N・プロクター著、宮崎尊訳『健康帝国ナチス』（草思社文庫、二〇一四））。

Q 健康を維持するために会社で受けなければならないことはありますか？

A 会社で毎年実施される健康診断は、受診することが労働者の義務として労働安全衛生法で決まっています。ちなみにストレスチェックも毎年受けることが望ましいとされていますが、義務にはなっていません。

Q

健康診断の項目と費用を教えてください

A

通常の健康診断の項目は表❽の通りです。費用は全額を会社が負担します。なお四〇歳以下では省略される項目もあります。

Q

健康診断ですべての病気がわかるのですか?

A

健康診断でわかるのは心臓や肺の疾患、貧血や肝機能の異常など一部です。特にがんの早期発見やメンタルヘルスについては十分ではありません。例えば胃がんならば胃カメラ(胃内視鏡)、大腸がんならば大腸内視鏡、乳がんならマンモグラフィーなどそれぞれの臓器に特化した検査でないとがんを見つけることはできません。健康診断で異常がないといっても決して安心できません。

法律で決められた項目は腹囲、BMIによる肥満度、糖尿病や高脂血症などメタボ関連の項目が多いのですが、糖尿病の合併症で重要な緑内障など目の障害を見つける眼圧測定や動脈硬化の程度をみる眼底検査は項目になく、保健師さんから「痩せなさい」と

表❽　法律で定められている定期健康診断の項目

1. 問診：今までかかった病気（既往歴、服薬歴）、喫煙歴、飲酒歴と仕事の内容など業務歴
2. 自覚症状および他覚症状の有無
3. 身長、体重、腹囲、視力、および聴力検査
   BMI指数＝体重（kg）÷身長（m）2乗（肥満の程度を表す。21～22が最適。大きいと肥満。小さいと痩せ）
4. 胸部X線検査（結核や胸部の腫瘍、心臓の肥大などがわかる）
5. 血圧測定
6. 尿検査（尿中の糖、蛋白の有無を調べる。腎臓と尿路の問題やおよその全身状態がわかる）
7. 血液検査
   1）貧血検査（赤血球数、血色素量）
   2）肝機能検査（γ－GTP（お酒で上昇）、AST、ALT（肝機能を表す））
   3）血中脂質検査（悪玉LDLコレステロール、善玉HDLコレステロール、中性脂肪）
   4）血糖検査（空腹時血糖またはヘモグロビンA1cの値から糖尿病かがわかる）
8. 心電図検査（虚血性心疾患など心臓の機能がわかる）

保健指導を受けるくらいで、より精密な検査は医療機関で受けることになります。

いずれにしても健康診断で医療機関での精密検査や治療を勧められた場合はきちんと受診することが大切です。要は「自分の健康は自分で守れ！」ということですね。

Q　うつ病にかかっていることは健康診断でわかりますか？

A　自ら申し出ない限り**健康診断でうつ病はわかりません。**問診票には不眠や気分の落ち込みなどの項目もありますが、それだけではわかりません。ストレスチェックの質問項目もうつ病を見出すための検査ではありません。

トピックス

飲酒とプレゼンティーイズム

従来は病気による欠勤、すなわちアブセンティーイズム（Absenteeism）が健康管理での大きな問題でしたが、昨今は休まないけれど業務能率が落ちたり、職場でトラブルを起こすプレゼンティーイズム（Presenteeism）＝疾病就業が大きな問題になっています。お酒はこの要因の一つで、社会人として働き続けることに多大な影響を及ぼします。

これだけマスコミで騒がれているのに飲酒による運転事故は後を絶ちませんし、搭乗前のアルコール検査でパイロットの飲酒が発覚したため、より厳しい飲酒制限を行った結果、酒を止めたことによる退薬症状で手の震えや吐き気、動悸などに苦しんで、かえって仕事ができなくなるなど、お酒なしで人生を送れなくなっている人が実に多いのです。

依存に陥っていても一見、ごく普通に見え、仕事もまったくできないわけではないので、本人も周囲もアルコールの問題があるとはなかなか気づきません。そのうち、ありえない単純なミスを繰り返したり、顧客に失礼な対応をしたり、電車を乗り過ごして遅刻したり、資料を失くしたり、果ては業務中の飲酒運転で事故を起こすなど、思わぬことで表に出てきます。しかしその時にはかなり深刻な状態になっています。

結局、長期間飲み続けて肝臓を痛めて肝硬変になったり、食道動脈瘤の破裂で大量出血して救急車のお世話になったりして、そこで初めてアルコール依存の深刻さに気づくことが多いので、健康診断でのγ－GTP値の異常などアルコールによる肝機能障害を指摘された時、家族や同僚からお酒の飲みすぎを注意された時は、自分とお酒の関係について真剣に考えてください。

Q **ストレスチェック制度とは何ですか？**

A ストレスチェックとは、**職場環境の心理的負担の程度を把握するための検査**のことで年に一回、会社が行うことが義務付けられています。通常は、仕事のストレス要因、心身の急性ストレス反応、周囲のサポートの三領域に関する五七項目の質問を四者択一で答える質問紙が用いられています。本来はその結果を職場環境の改善のために行うことを目的とした検査なのですが、うつ病などメンタルヘルスの問題がある人をピックアップするために行うと誤解されています。ストレスチェックだけでこころの病気がわかる訳ではないので注意してください。検査結果や情報の扱いがとても面倒なため、検査の実施や分析を外注している企業が多いです。

Q

人間ドックについて教えてください

A

定期健康診断に含まれない検査を行い、がんの早期発見、メタボや動脈硬化の進行など中高年でかかりうる多くの疾患を検査します。医療機関により内容はさまざまです（表❾）。

どのような疾患をターゲットにするか、その医療機関の得意分野からさまざまな人間ドックがあります。

人間ドックには法的な義務や保障はありません。定期健康診断が会社負担であるのに

表❾　さまざまな人間ドック

- 標準的な人間ドック
  胃の内視鏡や大腸の内視鏡、心臓超音波、眼底、眼圧、呼吸機能検査、頭部CTなどを行い、中高年でかかりうるがんやメタボなど多くの疾患を検査する
- がんドック
  消化器がんや女性の乳がん・子宮がんをPETなど詳細な画像診断も行い精査する
- 脳ドック
  頭部MRI検査や脳血管造影などで脳梗塞や脳動脈瘤など脳の病気を発見する
- レディースドック
  女性ホルモン検査や卵巣・子宮エコーなどを実施する
- 心臓ドック
  胸部MRIなどの画像診断も行い、心筋梗塞のリスクを評価する

比べ、人間ドックの受診は個人負担のため費用は最低でも二万円以上、頭部CTやMRIなどの脳ドックでは七万円くらいと高額です。人間ドックの費用の一部を負担してくれる企業もありますので、会社に確認するといいでしょう。

なお人間ドックは受ける検査によって特定の臓器に焦点を絞って行うため、特定の疾患を見つけることには役立ちますが、すべてのがんや病気が必ず見つかるわけではありません。健康のためにどこまで費用と手間をかけるかというバランスの問題になり、どのような人間ドックを受けるか受けないかは個人の人生観・健康観によるでしょう。ただしご家族に乳がんなど特定のがんが多い場合は遺伝的な背景も考えられるので、詳しい検査をする意味があるでしょう。

コラム　メタボはどうしてこんなに溢れているのか?——飽食の時代の矛盾

人間が生きていくためにはブドウ糖(糖分)=グルコースは絶対に必要なものです。特に脳は体重のおよそ二%に過ぎませんが、消費エネルギーの約二〇%を占めています(安静時)。しかし、脳には「血液脳関門」というバリアがあり、ブドウ糖以外の栄養分を通しません。しかも私たちの身体にはブドウ糖を蓄えておく仕組みはないので、常にブドウ糖が供給され続けないと脳は死んでしまいます。

そのため人は血液中の糖分＝血糖を上げるシステムをたくさん持っています。膵臓のグルカゴン、成長ホルモン、カテコールアミン＝アドレナリンやノルアドレナリン、甲状腺ホルモン、副腎皮質ホルモンなど血糖を上げるホルモンはたくさんありますが、血糖を下げるホルモンは唯一、インスリンだけです。これはヒトが狩猟採集時代に進化した、すなわち長い間、飢餓に苦しんできた歴史があるからで、血糖を維持、上げる機能に秀でた人の子孫が今、生き残っている私たちです。江戸時代の天明の大飢饉では数十万人の餓死者が出ましたが、これは一七八二年、わずか二四〇年ほど前、約八世代前のことに過ぎません。

しかし現在は飽食の時代、少なくとも現在の日本では飢えることはあまりありません。血糖は下がる危険より上がりすぎることが問題になり、人類が過去に経験したことがない時代に私たちは生きています。そのため糖尿病などの生活習慣病、いわゆるメタボが健康を脅かす大問題になったわけです。

Q

残業が多い場合は産業医の面接を受けなければいけませんか?

A

時間外労働は労働基準法第三六条により、原則として**一カ月四五時間・一年間三六〇時間が限度**とされています、これを超えて働くような〝特別の事態〟の場合は「特別条項付き三六協定(サブロク協定)」を結んで労働基準監督署に届け出る義務があります。要は「残業は一カ月四五時間、一年間で三六〇時間までにしなさい」と法律で制限されているのですが、実際はそれ以上働いて健康を損なう人が続出しています。厚生労働省は、**残業が月に一〇〇時間を超える場合は必ず、八〇時間を超える場合は努力義務**として産業医(医師)による面接指導を受けるように定めていますが、このこと自体、長時間労働を肯定しているわけです……。さらに働き方改革により二〇一九**年四月から特別条項があっても残業はトータル年七二〇時間まで、繁忙期でも月平均八〇時間、最大で一〇〇時間までに制限**され、それ以上残業させることは禁止されます。過重労働対策はメンタルヘルス対策の大きな課題となっていますが、まだまだ十分ではありません。

Q 会社の産業医は、薬を出したり治療はしないのですか？

A 職場での安全配慮や健康管理は産業医が、治療は会社外の医療機関の主治医が行うと役割が分担されています。産業医と主治医がうまく連携して、健康だけでなく安全にも配慮して仕事ができることが求められます。産業医と主治医との違いを表❿にまとめました。

問題になるのはうつ病等で休職して復職する場合です。休職や復職制度は元来、怪我や感染症など治療によって完治すれば、業務遂行能力が一〇〇％回復するという前提に作られた制度でした。しかしうつ病は慢性疾患であり、復職しても服薬と通院を続ける必要があったり、職場での配慮も引き続き必要なことがよくあります。また主治医が復職可能という診断書を書いて提出しても、産業医が復職前面談を行うと復職は時期尚早としか判断できないことがしばしば起きています。これは主治医が精神医学的な症状、つまり家庭での日常生活の改善を目安にするのに対し、産業医は職場での業務遂行能力の改善をメインに捉える違いからきていると考えられます。

また表❿にあるように、主治医は患者の立場や利益を第一に考えるため、なるべく早く復職させようと思う一方、産業医は会社の管理的な立場から同僚や上司の負担も

表⑩　産業医と主治医の役割と立場の違い

	産業医	主治医
スタンス	会社組織の一員として健康管理業務を行う	医療機関の医師として医療行為を行う
対象	会社組織の一員としての従業員	患者としての従業員
目標	従業員個人の健康の維持増進と疾患予防に加え、職場環境を整備する一次予防や疾患の早期発見である二次予防も担い、作業能率や経営改善の役目も担う	患者さんの病気の診断と治療を行い、あくまで患者さん個人の健康と利益、ひいては生活の充実を目標とすることに徹する
医師を選べるか？	会社が産業医と契約しているため、従業員は医師を選べない	従業員が受診先を選ぶことができるので、別の医師に変更することができる
行えること	業務内容、部署異動など職場内での処遇や配慮の助言	医学的な評価、診断、治療
個人情報	安全配慮義務があり他の従業員や職場に影響を及ぼす場合は面接で得た健康情報を会社に伝えることがある	診療で得た情報は守秘義務があり、患者の承諾なしに診療で得た情報は会社には伝えない
職場 vs 患者個人	生産性向上も考える人事労務管理の一翼を担うため、両者に目を配る	会社より患者の利益を優先する
情報源	従業員本人に加え、職場の上司・同僚からの情報も得られるため就業状況がよくわかる。職場での状態を1日8時間、週40時間にわたり上司や保健師などから確認できる	診察で本人や家族から得た情報に限られ、職場での問題がわかるとは限らない。1週か隔週に1回、短時間の診察でしか状態は把握できない
復職に関して	復職の是非の判断に加えて残業・出張・休日出勤の有無など配慮を策定する	医学的に復職が可能かを判断する、復職後の治療を継続する

考えなければならず、復職後の業務遂行能力をより重視するため復職には慎重な立場を取ります。

精神科主治医は、患者が職場でどのような業務をしているのか、どうパフォーマンスできているのかなどをもっと知ろうとすべきですし、産業医も職場環境や業務での課題を精神科主治医に的確に伝えるなど、お互いが連携していく努力が必要でしょう。

Q

医療機関以外に会社外で相談やカウンセリングを受けられる機関はありますか?

A

EAP(Employee Assistance Program:従業員支援プログラム)があります。会社が従業員のカウンセリングや電話相談などを行ってくれる企業=EAPと契約して、従業員はEAPカウンセラーに直接相談できる制度で、五回までは無料のカウンセリングを受けられる契約をしていることが多いです。またストレスチェック制度などのメンタルヘルス対策を請け負うEAPもあります。

連絡先が書かれたEAPカードを従業員にあらかじめ渡して、社内の上司や人事部を通さずに相談できるようにしてプライバシーに気を使ったり、パワハラなど社内では相談しにくい相談もできたり、EAPによっては面接だけでなく二四時間の電話相談にも応じる、といったメリットがあります。一方、EAPは社外の企業のため社内事情には詳しくなく、業務内容に沿った相談にはのりずらい、相談しても社内での対応や配慮は上司や人事・総務など管理部門が決定することで、助言しても受け入れられないこともある、などの限界もあります。

トピックス
メンタルヘルス対策の四つのケア

厚生労働省の策定した「労働者の心の健康の保持増進のための指針」には四つのメンタルヘルスケアの推進、すなわち働く人自身による「セルフケア」、上司や人事・総務など管理監督者による「ラインによるケア」、企業内の産業保健スタッフによる「事業場内産業保健スタッフ等によるケア」、EAPなど社外の専門機関や専門家を活用した「事業場外資源によるケア」が謳われています。しかし職場のメンタルヘルス対策では建前・理念と本音・実際が乖離し、〝仏作って魂入れず〟になってしまうことがよくあります。

二〇一五年一二月に電通の女性社員が過労自殺したいわゆる「電通事件」

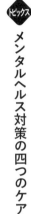

でも、過重労働やパワハラの問題を指摘する報道はたくさんありましたが、会社の健康管理体制、例えば「いったい産業医は何をやっていたんだ！」と産業医やメンタルヘルス対策の不備を指摘する報道は皆無でした。産業医や産業精神保健の重要性はおろか、その存在自体がまったく無視され、いかに世間に知られていないのか痛感させられました。私も産業医の端くれですので、まだまだ努力が必要なのでしょう。

さいごに

この本を書くにあたって正社員がいかに恵まれているかということを痛感しました。非正規雇用や自営業の人はリワークに参加するどころか、休むこと自体が職を失うことにつながるなど雇用が不安定で、社会保障の面での格差がとても大きいです。ただし正社員は待遇、雇用の安定と引き換えに義務と責任がとても重くなっています。育児や介護、病気などで働く際に一定の限界が生じることは誰にでもあります。両者の長所を併せ持ったような雇用、例えば短時間正社員など柔軟な制度の拡充を望みます。

仕事の専門化、細分化はますます進んでいて、自分が一体、何を作っているのか、会社や世の中でどのような位置づけにあるのかが見えにくくなっています。自分の仕事がこのように役立っているということを実感しながら主体性を持って働くことが、メンタルヘルスには特に重要なことも改めて感じます。

なおネコの話題が多く登場しますが、犬好きの人には申し訳ございません。これは筆者が単に「ネコ好き！」というだけで精神科医療やリワークの本質とは無関係です。

この本を読んでのご意見や感想、あるいは間違いがありましたらこちらのメールアドレス(optate@mbr.nifty.com)までご一報ください。「本が売れないこのご時世、そんなに甘くない！」と出版社に叱られそうですが、重版が決まったら早急に直します。

この本は金剛出版の浦和由希さま、藤井裕二さまの貴重なアドバイスと、あつぎ心療クリニック・リワークスタッフの有賀和哉さん、野谷真由美さん、坂上順子さん、下山由佳さん、長谷川麻弓さん、荻田靖美さん、そして何よりも外来を受診されたり、リワークに参加した働く皆さんの協力で出版することができました。改めて御礼申し上げます。また楽しい話題を提供してくれた娘と息子、専門家として助言と執筆を支えてくれた妻にも感謝したいと思います。

二〇一九年十月

福田真也

付録　働く人が知っておくと役立つ社会保障制度

働く人が知っておくと役立つ日本の社会保障制度をまとめます。最新の2019年10月現在の数値や制度を記載しましたが、毎年変わることにご注意ください。多くの問題点がありますが、私個人は日本の社会保障制度はとても優れているものだと思います。それはこの本の多くの制度の解説や数値が厚生労働省や文部科学省、内閣府、警察庁など官公庁のホームページから得ていることからも言えることでしょう。

ただし完璧な制度は存在しません。日本の社会保障制度の欠点としては、行政の縦割りによる弊害があり、管轄する部署が異なるため手続きがとても煩雑になり利用がとても面倒なことがあります。例えば障害基礎年金は日本年金機構、精神障害者保健福祉手帳は市区町村障害福祉課、雇用保険はハローワークと、制度や申請する機関がそれぞれ違いまた相互の連携が弱いです。

利用する際は年金事務所、市区町村役所障害福祉課、ハローワーク、福祉事務所、障害者職業センター、保健所、発達障害者支援センター、精神保健福祉センターなどバラバラな窓口をそれぞれ廻る必要があります（窓口は表1にまとめました）。縦割りの問題は、例えば障害の等級や認定の基準、申請書類にも及び、手帳と年金では基準が異なり、障害者手帳や自立支援の診断書は自治体、例えば東京都、神奈川県、政令指定都市である横浜市ではその用紙すら異なります。転居した時もそれぞれの窓口で切り替え手続

表1　社会保障制度の窓口

制度	窓口（相談できる機関）
傷病手当金	会社の人事・総務を通し健康保険組合か協会けんぽ[＊1]から書類を受け取り申請
自立支援医療	市区町村の障害福祉課
労災保険	働いている事業所を管轄する労働基準監督署長へ請求
精神障害者保健福祉手帳	市区町村の障害福祉課[＊2]
介護保険	市区町村の介護保険担当窓口
雇用保険	ハローワーク
障害基礎年金	日本年金機構の年金事務所または市区町村の国民年金課、（社会保険労務士事務所）
生活保護	市区町村の障害福祉課
高額医療費制度	健康保険組合か協会けんぽ
医療費の確定申告での所得税の還付	税務署
転職先の相談・紹介	ハローワーク、（転職サイトと転職エージェント）
障害者雇用の相談	ハローワーク専門援助部門、障害者職業センター、（就労移行支援事業所）
就労移行支援事業所の利用	市区町村の障害福祉課で受給者証をもらって利用する

住民票のある住所地の窓口機関を利用するのが原則です。

[＊1] 協会けんぽ＝全国健康保険協会

[＊2] 市区町村の障害福祉課は自治体により“障がい福祉課”など名称が異なることがある

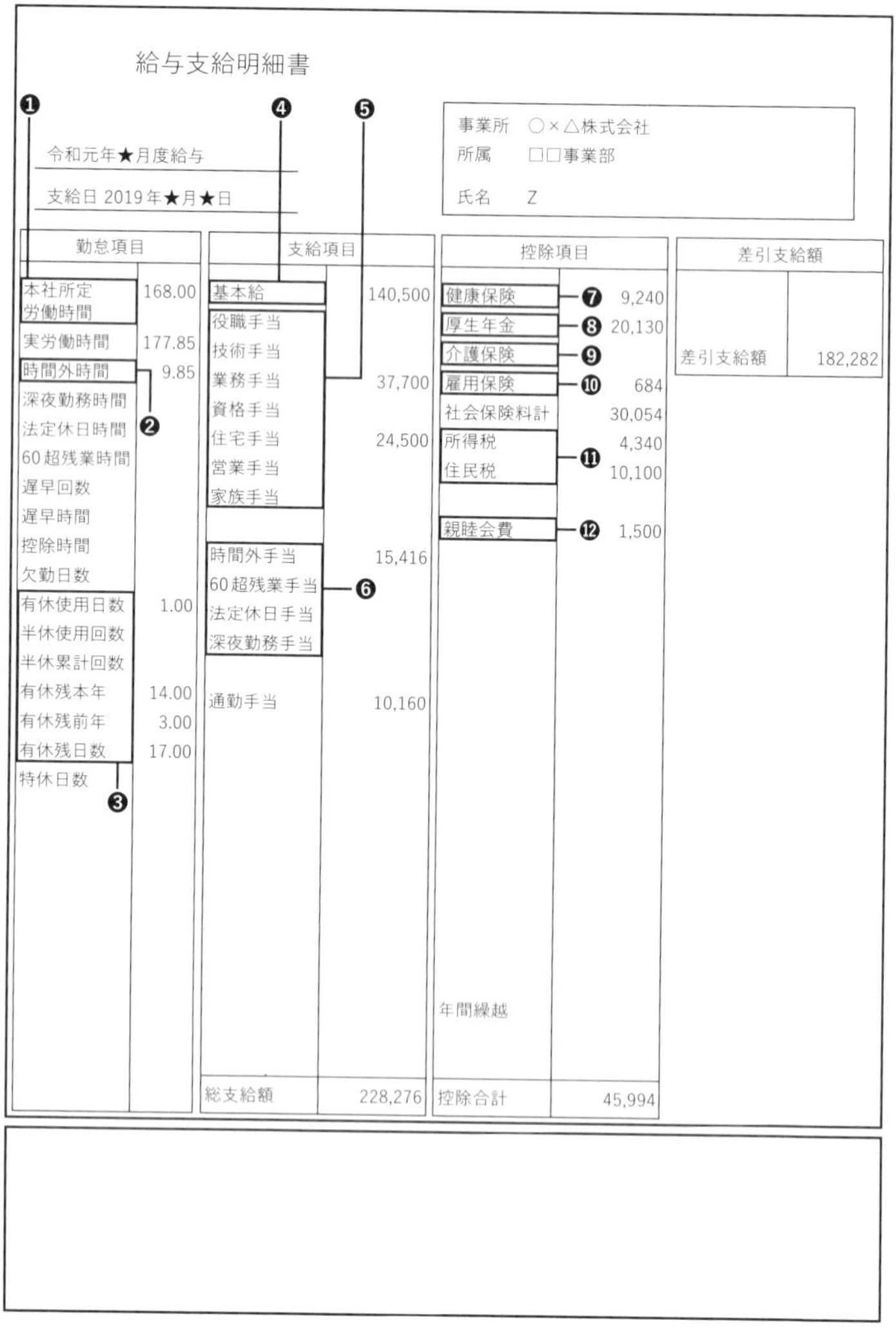

給与支給明細書

令和元年★月度給与

支給日 2019年★月★日

事業所　○×△株式会社
所属　□□事業部
氏名　Z

勤怠項目		支給項目		控除項目		差引支給額	
❶本社所定労働時間	168.00	❹基本給	140,500	健康保険❼	9,240	差引支給額	182,282
実労働時間	177.85	❺役職手当		厚生年金❽	20,130		
❷時間外時間	9.85	技術手当		介護保険❾			
深夜勤務時間		業務手当	37,700	雇用保険❿	684		
法定休日時間		資格手当		社会保険料計	30,054		
60超残業時間		住宅手当	24,500	所得税⓫	4,340		
遅早回数		営業手当		住民税⓫	10,100		
遅早時間		家族手当					
控除時間				親睦会費⓬	1,500		
欠勤日数		❻時間外手当	15,416				
❸有休使用日数	1.00	60超残業手当					
半休使用回数		法定休日手当					
半休累計回数		深夜勤務手当					
有休残本年	14.00	通勤手当	10,160				
有休残前年	3.00			年間繰越			
有休残日数	17.00						
特休日数							
		総支給額	228,276	控除合計	45,994		

図1　Z君の給与明細

きをしなければならないなど、利用する側には不便で混乱しやすく、ハードルにさえなっています。
　また医療費など一部の制度は現物支給で特に手続きしなくても利用できますが、多くの制度は自ら窓口に出向いていちいち申請する必要があり、何もアクションを起こさないと制度の恩恵を受けられない欠点もあります。

　ではサラリーマンZ君の給与明細から説明しましょう（図1）。日本の社会保障制度は大きく分けて「社会保険」と「労働保険」からなります。

1. 社会保険：健康保険、年金保険、介護保険、高齢者医療制度
2. 労働保険：労災保険、雇用保険

　給与明細の項目がどの社会保障制度にあたるかを以下に具体的に述べます。

「勤怠項目」：勤務や欠勤状況を示します。

❶所定労働時間
　労働基準法で1日8時間、週40時間が法定労働時間とされ、所定労働時間はそれ以下に定められています。ただしこの範囲であれば柔軟に設定はできます。
　月平均所定労働時間＝365日－1年間の休日×1日の所定労働時間数÷12カ月で計算され、2月は28日、7月は31日と月で日数

が異なるため、月に160〜176時間になります。

❷時間外時間（時間外労働・残業）

週40時間の法定労働時間を超える場合が時間外労働になり、1カ月で45時間・1年間で360時間を超えないよう求められています。ただし労働基準法第36条によって特別に労使が合意した場合は45時間の限度を超えることができ「36（サブロク）協定」と呼ばれます。また働き方改革により2019年4月から特別条項があっても残業はトータル年720時間まで、繁忙期でも月平均80時間、最大で100時間までに制限され、それ以上の残業は禁止されます。このように月45時間を超える残業は厳しく制限され、80時間を超えた場合は産業医等による面接指導を行うように努めること、100時間を超えた場合は面接指導が義務付けられていますが、この規定自体、過重労働が当たり前になっていることを表しています。

❸有休

正式には年次有給休暇です（“有休”“有給”“年休”など略称はさまざま）。働き始めてから6カ月が経過し8割以上出勤していれば生じる労働基準法で定められた給料がもらえる休暇です。勤続年数が6カ月なら10日、勤続年数により徐々に増えて6年6カ月以上なら20日取れます。それに加えて前年に使わなかった繰り越し分が加えられ20日以上になることもあります。

「支給項目」：給与の内訳です。

❹基本給

正社員、パートにかかわらず最低賃金制度、すなわち国が都道府県別に賃金の最低額を定めており、会社は最低賃金以上を支払わなければなりません。令和元年10月以降の時給では最高が東京の1,013円、次いで神奈川の1,011円、最低が鹿児島などの15県で790円、全国平均は901円で大都市ほど高く、地方ほど安くなっています。

❺諸手当

基本給のほかに支払われる賃金です。扶養手当、地域手当（寒冷地手当など）、住居手当、資格手当、役職手当、時間外手当などがあり、就業規則や条例で定められています。なお月10万円までの通勤手当だけは非課税ですが、他の諸手当はすべて所得税の対象となります。

❻時間外手当

時間外労働は通常の賃金に比べ割増しなければなりません。具体的には、通常よりも25％以上、月60時間を超える場合は50％以上の割増賃金の支払いが求められます。これは2023年4月から中小企業にも義務付けられます。

「控除項目」：給与から引かれるお金です。保険料や年金料は会社と従業員が半々で負担し、従業員の負担額が記載されています（A：そのお金が何に使われるか／B：請求する場合の窓口）。

❼健康保険

（A：医療費／B：各医療機関）＆（A：傷病手当金／B：総務・人事を通じて健康保険組合か協会けんぽ）

日本は国民皆が何らかの健康保険に入り、日本のどこの保険医療機関でも同じ額（病院と診療所では若干異なる）で医療を受けられる国民皆保険制度になっています。雇用されている従業員は給与から保険料を天引きで健康保険組合に徴収され、病気で医療機関にかかった時は、その医療費の7割は健康保険組合が支払い、残りの3割を本人が窓口で支払うようなっています。働いている本人に加えて扶養している配偶者、子ども、引退した親も扶養家族として同じ保険に加入できます。

〈健康保険の種類〉

1. 組合健康保険（組合健保）：大企業の従業員。企業グループ独自で作った健康保険組合が運営する。
2. 政府管掌健康保険（政府管掌）：中小企業の従業員。全国健康保険協会（協会けんぽ）が運営する。
3. 共済組合：国と地方公務員、独立行政法人、私立学校教職員が加入するそれぞれの共済組合が運営し、厚生年金制度も併せ持っている。
4. 国民健康保険（国保）：自営業など個人事業者、退職者、アルバイト・フリーター・無職者などが対象となる。2018年4月から運営が市区町村から都道府県に移管された。
5. その他：日雇保険、船員保険など。

❽厚生年金

（A：障害年金と老齢年金／B：市区町村国民年金課または日本年金機構の年金事務所）

厚生年金は2階建て構造になっていて、20歳以上60歳未満の国民全員が必ず加入する1階部分の基礎年金と、民間企業の従業員が加入する2階部分の厚生年金があります。さらに上乗せして企業年金を持つ大企業もあります（なお共済組合は独自の制度になっている）。

年金は原則として65歳（支給開始年齢は60～70歳の間から選べる）になったらもらえる老齢年金と、病気になったときの障害年金があります。障害基礎年金については137ページを参照してください。

❾介護保険

（A：介護保険／B：市区町村の介護保険担当窓口）

介護が必要な高齢者に費用を給付してくれる保険です。40歳以上の人が保険料を徴収されるため、39歳以下のZ君は徴収されず、空欄になっています。

❿雇用保険

（A：失業保険／Bハローワーク）&（A：育児休業給付と介護休業給付／B：会社の総務部）

雇用保険は失業した時に再就職するまでの一定期間、失業給付が支給される制度です。また育児休業や介護休業を取得した場合に必要な保険金にもなります。雇用された人は必ず被保険者になることになっています。

雇用保険と労災保険を併せて労働保険と言いますが、労災保険の保険料に限って全額を会社が負担し、従業員の負担金はゼロのため控除項目には記載されていません。

〈労災保険〉

（A：労働災害（労災）時の給付／B：労働基準監督署）

業種や雇用形態を問わず働いて賃金を支払われる人全員がパート、アルバイトも含めて対象となり、一人でも雇用すると強制的に事業主に適用されます。業務に関係したり通勤中の災害や事故で病気や怪我をした時の治療費、生活費、障害が残ったり亡くなったりした場合の保障制度です。

労災の場合は通常の健康保険は使わず労災保険が適用され治療費は全額が労災保険から出るため従業員個人が負担する必要はありません。また労災で仕事を休まなければならなくなった時は休業後4日目から1年半の間、給与の60%が支給されます。1年6カ月経っても治らずに障害が残った場合の傷害補償年金、亡くなった場合の遺族補償給付もあります。

ただし治療を受ける場合、労災指定医療機関（例 関東労災病院など）に行けば無料で治療を受けられますが、指定されてない医療機関を受診した場合は、一旦窓口で自己負担金を支払って後日、請求書を労働基準監督署へ提出する必要があります。

労災には医療保険や休職補償や遺族補償などの社会保障も含まれているため、労災と認定されると大きなメリットがあります。しかし精神疾患は個人の要因と会社の要因を明確に分けることが難しいため労災と認定されにくく、しばしば（元）従業員と会社の間で訴訟になっています。

⓫所得税と住民税

(A：国の予算と地方自治体の予算／B：確定申告する場合は税務署）＆（A：自立支援医療／B：市区町村の障害福祉課）

基本給と諸手当、ボーナス時の賞与を加えて1月1日から12月31日までの会社から支給される総額が課税対象額となります（通勤手当は10万円まで非課税）。これを元に所得税と住民税（地方税)、社会保険料として健康保険、介護保険、厚生年金保険、雇用保険など社会保険料等が計算されます。日本では累進課税として収入が多くなるほど税率が高くなります。

住民税は都道府県民税と市町村民税（東京都は特別区民税）の2種類があります。国に納める所得税が確定してから計算されるため、収入のあった年ではなく、翌年の6月から翌々年の5月までに徴収される時間差があります。そのため退職して収入がなくなった翌年に住民税を支払うことになるので退職後の思わぬ出費になります。

⓬親睦会費、互助会費、組合費

(A：労働組合、親睦会、互助会の活動費）

会社で行われる親睦会費の積立や労働組合、互助会の活動費などで、会社によって種類や金額は異なります。

参考書籍とホームページ

文献は本文中に引用したので、ここでは一般に手に入りやすい書籍と学会・厚生労働省・自治体・公益法人などのホームページを各章の内容に合わせて紹介します。＊はwebページです。

第1章　会社を休まないために――ストレスと認知行動療法

ストレスとその対処法は精神科産業医の大先輩でいらっしゃる夏目先生の本を、認知行動療法については第一人者の大野先生の本を紹介します。

- 夏目誠（2018）中高年に効く！ メンタル防衛術（文春新書）. 文藝春秋.
- 大野裕（2011）はじめての認知療法（講談社現代新書）. 講談社.
- 大野裕（2018）「こころ」を健康にする本――くじけないで生きるヒント. 日本経済新聞出版社.

第2章　会社の休み方・戻り方

休職制度については弁護士や社会保険労務士、FP（ファイナンシャルプランナー）の書籍が参考になります。

- 林智之（2013）事業者必携困ったときに使える！　休業・休職をめぐる法律と書式活用マニュアル. 三修社.
- 安西愈（2013）雇用法改正――人事・労務はこう変わる（日

経文庫）．日本経済新聞出版社．
- 杉山秀文（2013）就業規則はこう使え（働く・仕事を考えるシリーズ）．労働調査会．
- 古川飛祐（2017）社労士がこたえる 社員が病気になったときの労務管理――すぐに役立つ！　治療と仕事の両立支援ハンドブック．税務経理協会．
- 林智之 監修（2018）入門図解 最新 メンタルヘルスの法律問題と手続きマニュアル．三修社．
- 辻本由香（2019）がんを生きぬくお金と仕事の相談室．河出書房新社．
- 黒田ちはる（2019）がんになったら知っておきたいお金の話．日経メディカル開発．

復職支援とリワークについては以下の書籍、ホームページがあります。

- 秋山剛 監修、うつ病リワーク研究会 編（2009）うつ病リワークのはじめ方．弘文堂．
- うつ病リワーク研究会、秋山剛 監修（2010）誰にも書けなかった復職支援のすべて．日本リーダーズ協会．
- うつ病リワーク研究会 編（2011）うつ病リワークプログラムの続け方・スタッフのために．南山堂．
- 中村美奈子（2017）復職支援ハンドブック――休職を成長につなげよう．金剛出版．
- 五十嵐良雄、ふくいひろえ（2018）うつのリワークプログラム．日経BP社．

＊厚生労働省のホームページ（https://www.mhlw.go.jp/index.html）で参考になるのは以下の通りです。

- 「心の健康問題により休業した労働者の職場復帰支援の手引き」
- 「労働者の心の健康保持増進のための指針」
- 「時間外労働の限度に関する基準」
- 「法定労働時間と割増賃金について教えてください」
- 「『働き方改革』の実現に向けて」
- 「『過重労働解消キャンペーン』を11月に実施します」
- 「労働基準局監督課労働基準行政全般に関するＱ＆Ａ」
- 「平成29年『国民健康・栄養調査』の結果」
- 「高額療養費制度を利用される皆さまへ」
- 「精神障害の労災認定」

＊全国健康保険協会のホームページ（https://www.kyoukaikenpo.or.jp/）で参考になるのは以下の通りです。

- 「病気やケガで会社を休んだとき（傷病手当金）」
- 「全国健康保険協会管掌健康保険 現金給付受給者状況調査報告」
- 「高額な医療費を支払ったとき」
- 「病気やケガで会社を休んだとき」
- 「健康保険任意継続の手続きについて」

＊他には以下の団体のホームページが参考になります。

- 労災保険情報センター（https://www.rousai-ric.or.jp/）
- 労務管理教育センター（https://www.roukan.or.jp/）

- 全国社会保険労務士会連合会（https://www.shakaihokenroumushi.jp/）
- 労働者健康安全機構・産業保健総合支援センター（https://www.johas.go.jp）
- 日本うつ病リワーク協会（http://www.utsu-rework.org/）

第3章　仕事を休むこころの病気——職場ではどのように困るのか

こころの病気の本はそれこそ星の数ほどありますが、大学生のこころの問題と発達障害について扱った私の本が認知症以外はほぼ網羅しているので紹介します。

- 福田真也（2010）Q＆A 大学生のアスペルガー症候群——理解と支援を進めるためのガイドブック．明石書店.
- 福田真也（2017）新版 大学生のこころのケア・ガイドブック——精神科と学生相談からの17章．金剛出版.

うつ病の体験記では精神科医自身の本と棋士の本、また躁うつ病だった精神科医の大先輩の作家北杜夫氏の愛すべき姿をお嬢様が描いた本がお勧めです。

- 蟻塚亮二（2005）うつ病を体験した精神科医の処方せん、医師として、患者として、支援者として．大月書店.
- 先崎学（2018）うつ病九段——プロ棋士が将棋を失くした一年間．文藝春秋.
- 斎藤由香（2006）窓際OLトホホな朝ウフフの夜（新潮文庫）．新潮社.

＊厚生労働省のホームページ「みんなのメンタルヘルス総合サイト」、日本精神神経学会ホームページの「こころの病気について」に、こころの病気が詳しく掲載されています。うつ病は日本うつ病学会ホームページの「治療ガイドライン」が基本です。

- 厚生労働省「みんなのメンタルヘルス総合サイト」（https://www.mhlw.go.jp/kokoro/）
- 日本精神神経学会「こころの病気について」（https://www.jspn.or.jp/modules/forpublic/index.php?content_id=32）
- 日本うつ病学会「気分障害の治療ガイドライン作成委員会」（http://www.secretariat.ne.jp/jsmd/mood_disorder/）

＊職場での発達障害は、日本うつ病リワーク協会ホームページに掲載された以下の資料が参考になります。

- 秋山剛、吉田友子 監修、アドバイザー：福田真也、尾崎紀夫、神尾陽子、高橋秀俊（2017）自閉スペクトラムの特性がある参加者へのリワーク支援の手引き．平成28年度厚生労働科学研究費補助金（障害者対策総合研究事業（障害者政策総合研究事業（精神障害分野）））精神障害者の就労移行を促進するための研究（平成29年4月13日）．（http://utsu-rework.org/info/tool.html）

第4章　相談と診療、健康管理

産業医と職場のメンタルヘルスや健康管理については以下の本があります。

- 島悟（2007）メンタルヘルス入門（日経文庫）．日本経済新聞社．

- 日本産業衛生学会関東産業医部会 編（2016）産業医ガイド第2版．日本医事新報社．
- 櫻澤博文（2016）ストレスチェック面接医のための「メンタル産業医」入門．日本医事新報社．

うつ病のご家族のつらさや対応は次のマンガがよくわかります。

- 細川貂々（2006）ツレがうつになりまして．幻冬舎．

＊日本精神神経科診療所協会で各地の精神科クリニックを、日本臨床心理士養成大学院協議会で心理臨床センターを持つ大学院を検索できます。

- 日本精神神経科診療所協会（http://www.japc.or.jp/）
- 日本臨床心理士養成大学院協議会（http://www.jagpcp.jp/）

＊以下のホームページも参考になります。

- 日本精神科産業医協会（http://www.jaohp.or.jp/）
- 日本EAP協会（http://eapaj.umin.ac.jp/index.html）
- 全国社会保険労務士会連合会（http://www.shakaihokenroumushi.jp/）

著者紹介

福田真也｜ふくだ・しんや

1957年東京生まれ。精神科医、日本精神神経学会専門医、精神保健指定医、日本医師会認定産業医、日本精神科産業医協会認定会員、日本うつ病リワーク協会リワーク認定スタッフ。現在は、あつぎ心療クリニック・リワーク担当医、明治大学精神科産業医・学生相談室相談員、成蹊学園学生相談室学校医。

旭川医科大学卒業後、東海大学精神医学教室に入局。同大学保健管理センターで1992年より2007年まで教職員と大学生の健康管理業務に従事した後、2007年よりあつぎ心療クリニックの外来とリワーク担当医として500人近くの従業員の復職支援に携わり、働く人のメンタルヘルスに力を入れている。また明治大学学生相談室相談員、精神科産業医も兼任。専門は勤労者と大学生の臨床精神医学とメンタルヘルス。特にうつ病の復職支援や発達障害者の障害者雇用などこころの病気と働くことを主なテーマにしている。

[主な著作] 単著 『新版 大学生のこころのケア・ガイドブック』(金剛出版［2017］)、『Q＆A 大学生のアスペルガー症候群』(明石書店［2010］)
共著 『産業医ガイド（第2版)』(日本産業衛生学会関東産業医部会 編・日本医事新報社［2016］)、『職場のメンタルヘルスケア（改訂2版)』(白倉克之、高田昴、筒井末春 編・南山堂［2001］)、『教職員のための障害学生修学支援ガイド（平成23年度改訂版)』(日本学生支援機構［2012］)

[連絡先] optate@mbr.nifty.com

働《はたら》く人《ひと》のこころのケア・ガイドブック　会社《かいしゃ》を休《やす》むときのQ&A

2019年11月20日　印刷
2019年11月30日　発行

著者――――福田真也
発行者―――立石正信
発行所―――株式会社 金剛出版　〒112-0005 東京都文京区水道1-5-16
電話 03-3815-6661　振替 00120-6-34848

装丁◉山田知子(chichols)　本文組版◉石倉康次　印刷・製本◉三報社印刷

ISBN978-4-7724-1736-5 C3011